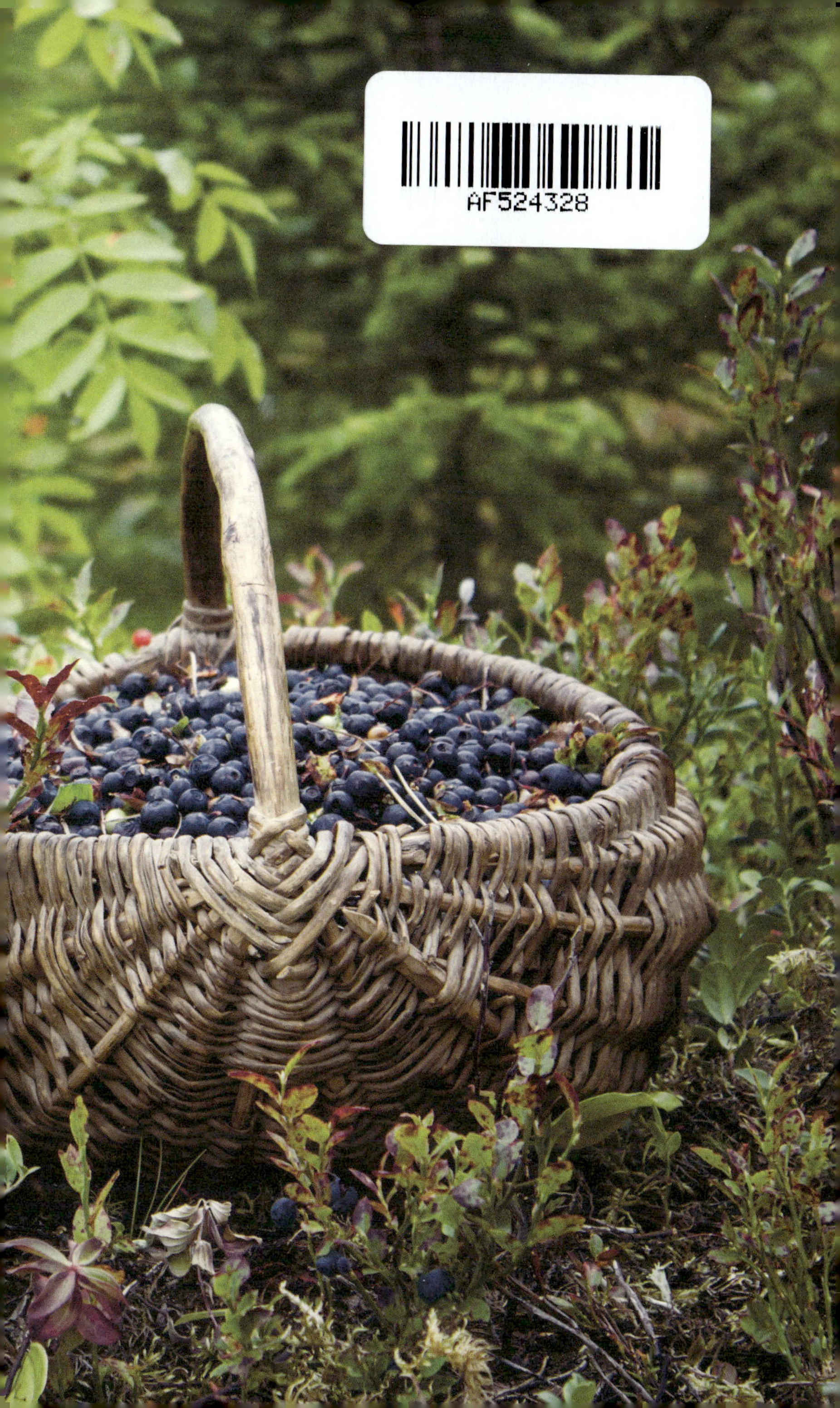

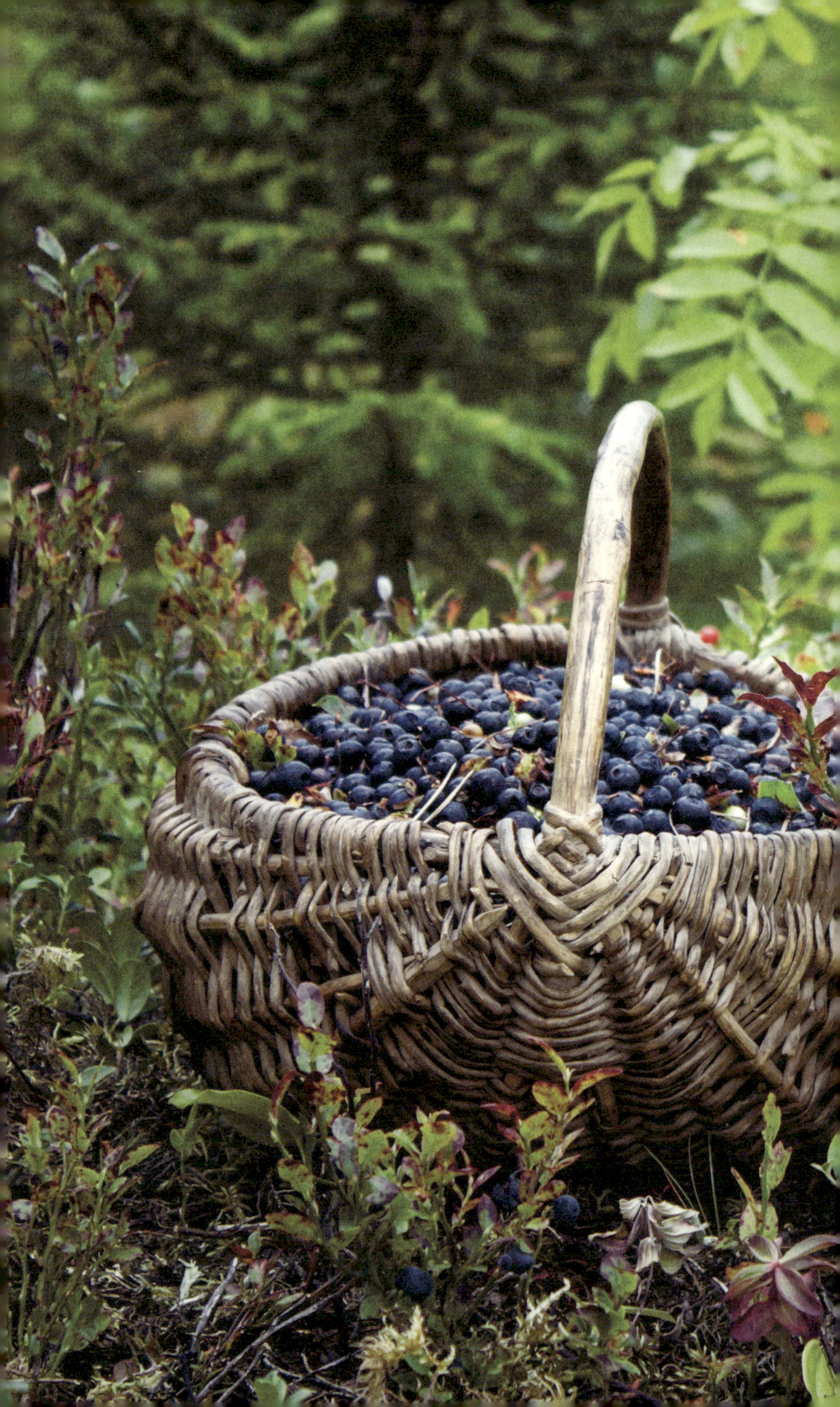

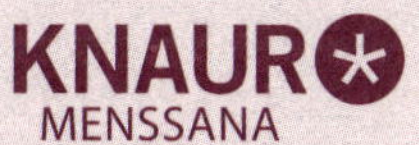
KNAUR
MENSSANA

Barbara Willen

mit Andrea Micus

Die Beeren-Apotheke

Einfache Hausmittel direkt aus der Natur

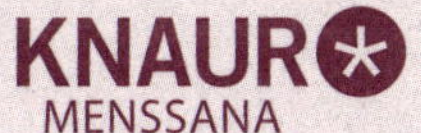

Die in diesem Buch vorgestellten Rezepturen wurden von der Autorin und dem Verlag sorgfältig geprüft und haben sich in der Praxis bewährt. Da jeder Mensch für sich besonders ist, können wir allerdings Ergebnisse nicht garantieren. Der Verlag und die Autorin schließen jegliche Haftung für Gesundheits- und Personenschäden aus.

Besuchen Sie uns im Internet:
www.mens-sana.de

Aus Verantwortung für die Umwelt hat sich die Verlagsgruppe Droemer Knaur zu einer nachhaltigen Buchproduktion verpflichtet. Der bewusste Umgang mit unseren Ressourcen, der Schutz unseres Klimas und der Natur gehören zu unseren obersten Unternehmenszielen. Gemeinsam mit unseren Partnern und Lieferanten setzen wir uns für eine klimaneutrale Buchproduktion ein, die den Erwerb von Klimazertifikaten zur Kompensation des CO_2-Ausstoßes einschließt.
Weitere Informationen finden Sie unter: www.klimaneutralerverlag.de

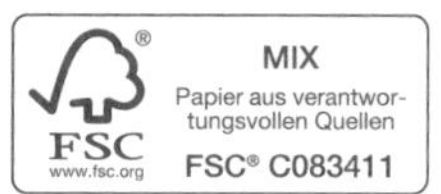

Originalausgabe 2022

Ein Imprint der Verlagsgruppe
Droemer Knaur GmbH & Co. KG, München

Redaktion: Karin Weber
Covergestaltung: atelier-sanna.com, München
Coverabbildung: Sundra/Shutterstock.com
Abbildungen im Innenteil: Shutterstock.com
Satz: Adobe InDesign im Verlag
Druck und Bindung: CPI books GmbH, Leck
ISBN 978-3-426-65889-5

5 4 3 2 1

INHALT

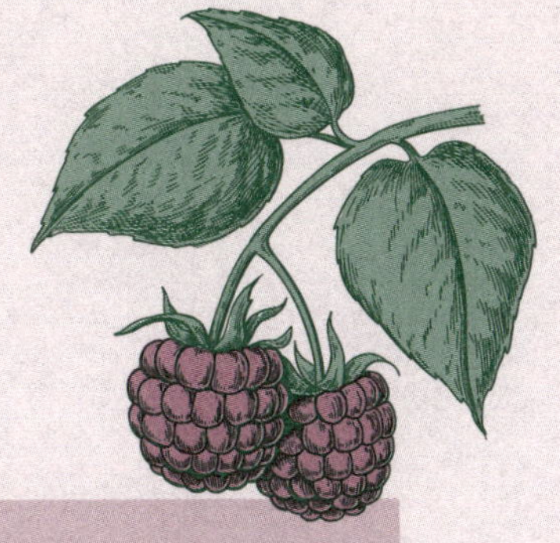

»Die Natur macht nichts vergeblich.«

(Aristoteles)

VORWORT

Wenn ich auf der Bank vor meinem wunderschönen Tiny House sitze, blicke ich auf einen silbrig schimmernden See, gerahmt von einer waldreichen, leicht hügeligen Landschaft. Es gibt hier keine Straße, keine Autos, keine Menschen, nur Singschwäne und Rebhühner, Rentiere und Elche, ab und zu Bären – zumindest angeblich. Ich habe in all den Jahren in Skandinavien nur einmal einen gesehen, 600 Kilometer von hier entfernt, und er hat gleich Reißaus vor mir genommen; Bären sind scheue Tiere.

Hier, wo ich wohne, gibt es Natur pur und ich empfinde mein Leben jeden Tag als ein Geschenk. Ausblicke, Gerüche, Geräusche – alles zusammen ist ein magisches Ganzes, das Körper und Seele streichelt und ganz tief erdet. Oft schließe ich in diesen Momenten auf der Bank die Augen und muss mich kneifen, um glauben zu können, dass all das hier wirklich wahr ist. Ich liebe diesen Ort inmitten der Natur aus ganzem Herzen.

Seit einigen Jahren lebe ich schon allein in dieser betörenden Wildnis, genauer im schwedischen Teil Lapplands, nördlich des Polarkreises. Zur groben Orientierung: Bis nach Kiruna, der nördlichsten Stadt in Schweden, sind es von mir aus 60 Kilometer.

Es ist eine Region voller unberührter und fruchtbarer Wälder, kristallklarer Seen und Flüsse, faszinierend weiter Mooslandschaften mit spärlicher Tundrenvegetation, weitab jeglicher Umweltverschmutzung.

Es ist aber auch eine Region voller Extreme. Im Winter wird es bis zu minus 35 Grad kalt und 20 Tage lang nie richtig hell. Im Sommer bis zu 25 Grad warm und 50 Tage lang nie dunkel. Es ist etwas ganz Besonderes, um Mitternacht das milde Sonnenlicht auf der Haut zu spüren.

Fast acht Monate im Jahr liegt Schnee, oft meterhoch. Es gibt Wochen, da schneit es durch und man schippt sich fast um den Verstand. Aber Klagen bringt nichts. Man muss da durch!

Und irgendwann kommt der Frühling, dann meist mit aller Macht. Innerhalb weniger Tage schmelzen die gigantisch hohen Schneemassen und die Natur bricht auf. Es sprießt überall wie ein hellgrünes

Feuerwerk. Die Spitzen der Nadelbäume, die Gräser und Sträucher, die zahllosen Flechten und Moose. Es ist, als ob im Winter unter der Erde ein Vulkan brodelt und alles, was lebt, im Frühling mit einem Mal ans Licht schleudert.

Ich liebe diese Zeit. Sie bedeutet Aufbruch. Und wenig später, wenn sich die Sommersonne etabliert und die Temperaturen ansteigen, feiern die Menschen in Skandinavien ein ganz besonderes Fest: ihr Beerenfest. Und weil es so schön ist, gleich wochenlang. Singles, Familien und Freundesgruppen, Alte und Junge, Kollegen und Vorgesetzte – gefühlt jeder durchstreift mit jedem die lichte Landschaft nach köstlichen Beeren. Die Heidelbeere ist dabei die Königin. Sie wächst allein in Schweden auf 15 Prozent der Landfläche, und weil hier sonst nicht viel frisches Obst wächst, genießt man die lilablauen Kullerfrüchte umso mehr. Aber auch Walderdbeeren und Brombeeren wachsen hier oben, neben Preiselbeeren und Himbeeren und viele weiteren Beeren, die kaum jemand jenseits Skandinaviens kennt. Man sammelt und nascht, kocht, trocknet, rührt und serviert Beeren, lädt Familie, Freunde und Nachbarn ein und genießt diese einzigartigen Schätze der Natur und das lockere, fröhliche Zusammensein. Aber nicht nur darum geht es. Beeren sind traditionell viel mehr als leckeres Naschwerk. Schon bei der als Jäger, Sammler und Fischer lebenden Urbevölkerung, den Samen, waren Beeren auch immer Medizin. Eine, die man, richtig präpariert, das ganze Jahr nutzen konnte. Dieses Volkswissen hat sich verankert und gehört bis heute in vielen skandinavischen Familien zum Standardheilkundewissen. Man setzt die beerenstarken Helfer gegen alle möglichen Beschwerden ein. Ob frisch, gefroren oder als Saft – die Menschen schwören darauf. Heidelbeeren helfen zum Beispiel bei Bluthochdruck, verhindern einen zu hohen Cholesterinspiegel, stoppen Durchfall und Zahnfleischentzündungen. Das macht sie fast schon zu wertvoll, um einfach nur genascht zu werden.

Also: Natürlich heilen mit Preiselbeeren und Co., statt einfach nur Pillen schlucken? Zugespitzt formuliert trifft das den Kern. Das ist auch den landschaftlichen Besonderheiten geschuldet. Die Wege hier oben sind nicht nur lang, sondern auch beschwerlich. Es ist häufig dunkel, die Witterungsverhältnisse belastend. Man geht nicht einfach in den Supermarkt und holt sich ein paar Äpfel. Das Gleiche gilt für Apotheken. Die Skandinavier setzen deshalb auf gesunde Vorratshaltung. Und Beeren sind dafür ideal!

Meine Liebe zu den Beeren habe ich allerdings nicht erst in Skandinavien entdeckt. Sie begleitet mich seit meiner Kindheit. Ich hatte sie schon im Rucksack dabei, als ich hierhergekommen bin.

Ich möchte Sie, liebe Leserin und lieber Leser, auch für diese Köstlichkeiten begeistern und zu Fans machen. Denn Beeren schmecken nicht nur köstlich, sondern können auch positiv auf Körper und Geist wirken.

Aber bevor ich weiter davon schwärme, wie wertvoll Beeren für uns sind, möchte ich, dass Sie etwas mehr über mich erfahren, damit Sie meine Liebe zu diesem wohlschmeckenden Geschenk der Natur besser verstehen.

Ich komme aus der Schweiz, genauer aus dem Berner Oberland. Mit meinen Eltern und meiner Schwester ging es bei jedem Wetter in die Berge. »Nirgends ist man Gott näher als hier«, sagte mein Vater immer, und so waren wir bei allen Temperaturen unterwegs, haben in kleinen Zelten übernachtet und auf einem Gaskocher leckeres Essen gezaubert. Beerenpflücken war schon damals eine meiner Lieblingsbeschäftigungen. Einen Teil haben wir Kinder vom Strauch weggenascht, den anderen in unser morgendliches Müsli gegeben und uns dabei vom einzigartigen Geschmack des Essens und der spektakulären Natur überwältigen lassen. Ich sehe alles wie gemalt vor mir: das grauschimmernde Steinmassiv im Rücken, ein in Morgensonne getauchtes Tal zu Füßen, dazwischen Bäume, von Bergblumen überzogene Wiesen, hüpfende Gämsen und über allem kreist ein Greifvogel. Das sind meine Jugendbilder und ich bin meinen naturbegeisterten Eltern sehr dankbar, dass sie uns Kinder so reich aufgezogen haben. Denn bei uns drehte sich alles um gesunde Natur, von der wir Menschen ein rücksichtsvoller und achtsamer Teil sein sollten. Meine Eltern sind Experten, kennen jede Pflanze, jedes Tier. Beide sind Vegetarier, ungeheuer tierlieb und Naturheilkunde ist ihnen bestens vertraut. In unserem Haus gab es keine Medikamente. Man heilte mit Pflanzen. Wenn ich Wunden hatte, legte meine Mutter Erdbeeren darauf, wenn ich erkältet war, gab sie uns Holunderblütentee und gegen Magenschmerzen Heidelbeermus. Sie kennt viele andere wertvolle Pflanzenrezepturen, aber weil wir Kinder Beeren liebten, hat sie uns meistens damit wieder fit gemacht.

Natürlich kamen die Beeren nicht immer aus den Bergen, sondern meistens aus dem eigenen Garten. Unser Elternhaus lag sehr ländlich. Wir hatten ein großes Grundstück, auf dem alles wuchs, was wir gern aßen und uns guttat. Unsere Stachelbeerbüsche waren übrigens so spektakulär, dass immer wieder Passanten stehen blieben und fasziniert die Fülle an grün-blau schimmernden Beeren bestaunten.

Nach der Schule haben wir begeistert bei Anbau und Ernte mitgeholfen und in der Küche mit meiner Mutter leckeren Saft, Kompott und Marmeladen hergestellt.

Ich liebte schon damals mit ganzem Herzen die Natur, den Schnee, das Unter-freiem-Himmel-Sein.

Dazu kam das Reisen. Ich wollte die Welt sehen, auch unbekannte Naturräume erleben und mich mit ihnen verbunden fühlen. Ich war viel unterwegs. Auch den Süden Europas habe ich mit meinen Eltern besucht, allerdings nicht in einer Ferienanlage, sondern beim Wandern und Campen, natürlich in einem Zelt, mal am Strand, mal im Korkeichenwald oder im Palmenhain. Und jeder Tag war zeitgleich eine Unterrichtseinheit, denn unser Umgang mit der Natur brachte jede Menge kostbare Informationen über Flora und Fauna, die ich bis heute fest in meinem Kopf abgespeichert habe. Unsere Mahlzeiten haben wir auch auf diesen Reisen am Gaskocher zubereitet, großenteils mit in der Natur zusammengesuchten Zutaten. Ich erinnere mich noch an eine Mahlzeit mit spanischen Brombeeren. Lecker!

Irgendwann wurden die Reiseziele exotischer – ich habe beispielsweise Australien und Kanada erwandert beziehungsweise mit dem Rad erstrampelt.

Beruflich bin ich übrigens Kauffrau geworden und habe später als Marketingleiterin in Bern gearbeitet. Damals war mein Leben richtig sortiert. Ich hatte einen gut bezahlten Job, für den ich Anerkennung erhielt, und lebte mit meinem Partner, einem Lehrer, in einer wunderschönen Wohnung mit Seeblick. Auch mein Partner zog jetzt an den Wochenenden mit der ganzen Familie in die Berge. Er sprach von Heirat. Meine Eltern waren begeistert von dieser Vorstellung. Es passte alles.

Hier hätte die Geschichte enden können. Aber es kam ganz anders. In mir rumorte es. Dabei war im Grunde nichts falsch an meinem Leben. Ich kann das bis heute schlecht erklären, nur so viel: Ich spürte tief in mir Enge und war fortan auf der Suche. Und dann mischte sich das Schicksal ein. Weil ein beruflicher Auftrag abgesagt wurde, hatte ich plötzlich Urlaub. Mein Freund bekam nicht frei. Exakt zu der Zeit fiel mir ein Prospekt in die Hände, auf dem ein knuffiger Husky zu sehen war. Er gehörte zu einer finnischen Schlittenhundefarm und ich buchte spontan eine Woche auf einer Lodge in der Nähe von Rovaniemi. Volltreffer! Dort angekommen war ich auf Anhieb restlos begeistert. »Die Ruhe, die Einsamkeit, das Zusammenspiel von Tier und Mensch, das wird mich nicht mehr loslassen«, schwärmte ich damals am Telefon meinen Eltern vor.

Und genauso war es. Drei Jahre lang flog ich immer wieder auf die Lodge, gab für das Leben in der Wildnis meinen sicheren Arbeitsplatz und die Partnerschaft auf und verliebte mich erst in die treuen Huskys und dann in ihren finnischen Eigentümer Samu.

Ich war Ende zwanzig, als mein Leben schließlich den größten Haken schlug und ich nach Finnland auswanderte, um mit meiner, so dachte ich damals, großen Liebe das Schlittenhundeunternehmen in Schwung zu bringen. Es klappte. Wir bauten, auch dank meiner Marketingkenntnisse, ein gut gehendes Touristikunternehmen auf. Im Winter boten wir Hundeschlittentouren an, im Sommer Wandertouren und Kanufahrten. Meine Liebe zu den Beeren bekam damals weiteren Aufschwung. Denn in Finnland sind Beeren eine Art Nationalgut. Seit Urzeiten ist das Sammeln fester Bestandteil der finnischen Kultur und bis heute ein beliebtes Hobby. Ich war regelmäßig mit Vilma, Samus Mutter, in den Wäldern unterwegs und sie zeigte mir, wie man in Finnland Beeren genießt und in der Naturheilkunde nutzt.

Wussten Sie, dass Moltebeerenöl ein wunderbares Anti-Falten-Mittel ist? Moltebeerentee hat sie mir zum Gurgeln verabreicht, wenn ich Halsschmerzen hatte, und Preiselbeersaft bei Schüttelfrost und Kopfweh. Was wir nutzten, sammelten wir selbst. Unsere Wanderungen durch die Wälder werde ich nie vergessen. Man kommt dabei ganz entspannt ins Gespräch und vertraut sich dem Gegenüber voll und ganz an.

Doch leider war mein privates Glück nicht stabil. Samu und ich stritten immer öfter; es ging vor allem um Eifersucht und mein Bedürfnis nach Freiheit. Er verstand nicht, dass ich in unregelmäßigen Abständen ausgiebige Touren brauchte, auf denen ich allein durch die Natur wanderte, meine Grenzen testete, Ruhe und Alleinsein genoss. Ich war damals mit Rucksack und Fahrrad in Kanada und Südamerika unterwegs. Samu konnte das nicht ertragen und die Eifersucht machte ihn immer rebellischer. Schließlich gab es Dauerstress, in dem ich regelrecht unterzugehen drohte. Vilmas liebevoll gerührtes Beerenmus zur Stabilisierung des Immunsystems half nicht mehr. Mein Körper bremste mich aus. Nach sechs Jahren blieb mir nur die Trennung. Damit war alles weg: mein Partner, mein Zuhause, meine Existenz. Ich stand vor dem Nichts.

Doch zu keinem Zeitpunkt dachte ich daran, zurück in die Schweiz zu gehen. Das Leben in der Heimat war mir fremd geworden und vor allen Dingen zu eng. Ich hatte mich an die Weite und die Abgeschiedenheit Skandinaviens gewöhnt. Es fasziniert mich, stundenlang, nein tage- und wochenlang durch unberührte Natur zu wandern, ohne einem Menschen zu begegnen. Dazu begeistert mich die reine Luft, die Stille, die Vielfalt. Ich empfand den Norden Europas von Anfang an als Paradies. Also blieb ich, gründete die *Boreal-Tours*, meine eigene Firma für Wander-, Schneeschuh- und Skitouren, und war mit Gästen erst in Finnland und später auch im benachbarten Schweden unterwegs. Denn dort gibt es andere, teils bergige Landschaften, die viele Menschen schätzen.

Doch damals kam ich erneut an meine Grenzen. Ich musste mit den Tieren ständig zwischen den beiden Ländern hin- und herfahren, dazu die Firmen verwalten und Buchungen betreuen. Zeit für mich allein, für Rückzüge, für lange Wanderungen, die gab es damals nicht mehr. Ich wurde unglücklich – wieder.

Als ich in Schweden die Chance bekam, ein kleines Wildniscamp zu kaufen, die Lappeasuando Lodge, stellte ich mein Leben erneut auf den Kopf und schuf mir und meinen Tieren endlich wieder ein Nest, baute noch ein Restaurant und Unterkünfte an und pflanzte auf meinem Gelände jede Menge Beerensträucher. Meine Gäste haben die schwedischen Beerenleckereien geliebt.

Von jetzt an hatte ich Managementaufgaben, arbeitete in der Gäste-

betreuung, führte einen Mitarbeiterstab und war erfolgreich. Das Hotel lief gut, zu mir kamen Urlauber aus der ganzen Welt.
Doch glücklich wurde ich so auch nicht. Klar, ich machte Karriere, verdiente gut, wurde aber immer stiller. Ich lebte wieder nicht das Leben, das ich mir wünschte. Heute weiß ich: Mir fehlte das Alleinsein in der Natur. Damals begann ich, vor den vielen Eindrücken zu fliehen. Wenn es besonders hektisch wurde, ließ ich mich vertreten, stellte mich auf meinen Hundeschlitten und fuhr hinaus in die Einsamkeit. Stunden, manchmal auch mehrere Tage. Mit bis zu 30 Stundenkilometern düste ich durch Wälder und über zugefrorene Seen, genoss die gleißende Sonne, die sich im glitzernden Schnee spiegelte. Ich übernachtete in einsamen Hütten oder im Zelt, starrte in den sternenklaren Himmel, ließ mich vom mystischen Polarlicht betören.

Wenn man allein Zeit verbringt, lernt man sich selbst besser kennen, entwickelt innere Stärke und entdeckt, was man wirklich braucht, um glücklich zu sein.

Auf einer dieser Touren fiel bei mir der Groschen: Ich brauchte das Alleinsein – nicht nur als Ausgleich zu meinen Pflichten und oberflächlichem Zeitvertreib. Es gehörte zu mir, der echten Barbara. Ich erkannte, dass ich mich trotz der vielen Veränderungen in meinem Leben noch immer abhängig von Anerkennung, Zuneigung und Bestätigung von außen gefühlt hatte. Ich hatte mich nie wirklich getraut, ich selbst, also die echte Barbara zu sein.
Ich wollte ab jetzt echt sein, mich niemandem anpassen müssen, sondern so leben, wie ich es fühlte.
Entschlossen, aber auch schweren Herzens, gab ich mein Hotel wieder auf. Ausgerechnet eine Schweizer Lehrerin mit Liebe zu Lappland machte mir ein Angebot und war bereit, sich in das Abenteuer als Lodgebesitzerin zu stürzen. Übrigens mit Erfolg.
Ich habe mir stattdessen ein kleines, einsam gelegenes Grundstück an einem See gekauft, fünf Kilometer von dem 200-Seelen-Örtchen Skaulo entfernt, und später ein Tiny House daraufstellen lassen. Hier wohne ich jetzt, allein, oder genauer neben dem Auslauf meiner acht Huskys,

die mich tagsüber mit ihrem fröhlichen Gebell erfreuen, und bin endlich rundherum glücklich.

»Mein Umzug in die Wildnis war die beste Entscheidung meines Lebens«, sage ich gern. »Denn endlich lebe ich so, wie es mir guttut.«

Mein Alltag ist ungewöhnlich. In Skaulo gibt es nur einen kleinen Tante-Emma-Laden, in dem ich mich mit dem Nötigsten versorgen kann. Meistens Tiefkühlwaren. Frisches Obst oder Gemüse gibt es höchstens im Sommer. Wobei wir wieder beim Beerenfest sind. Auch ich wandere stundenlang mit Körbchen durch die lichten Wälder, allerdings allein. Zu Hause friere ich die Beeren ein oder trockne sie, auch weil getrocknete Beeren praktisch für meine Touren sind. Egal, ob ich hier in Lappland wochenlang im Schnee unterwegs bin, oder, wie in den vergangenen Jahren, auf viele Tausend Kilometer langen Trails irgendwo in der Welt unterwegs bin, die getrockneten Beeren sind ideale Reisebegleiter. Sie wiegen nichts und stecken voller Vitamine und Mineralstoffe und wichtiger Anthozyane, die mich unterwegs trotz manchmal quälender Belastungen und vieler schmerzhafter Entbehrungen gesund und leistungsstark halten. Es ist nicht leicht, wenn man von einem Unwetter überrascht nassgeregnet und durchgefroren in ein eisiges Zelt kriechen muss und vor lauter Zähneklappern keinen Schlaf findet. Deshalb sind für mich, insbesondere, wenn ich mir weit entfernt von der nächsten Siedlung eine Verletzung zuziehe, mein Körper nicht mehr mitspielt oder ich einen Booster brauche, um wenigstens in die Nähe helfender Menschen zu kommen, Beeren so wertvoll. Meinen Beeren kann ich in solchen Situationen vertrauen. Ich habe es zahllose Male in meinem Leben erfahren, seit meiner Kindheit in der kuscheligen Schweiz bis heute im rauen Lappland. Und überhaupt, wenn man Tausende Kilometer am Stück in der Einsamkeit unterwegs ist, streichelt der leckere Geschmack auch die Seele.

Natürlich besteht mein Leben nicht nur aus Beeren, Einsamkeit und abenteuerlichen Ausflügen. Ich muss schließlich auch Geld verdienen. Sie sollen mich gut kennenlernen, deshalb noch ein paar Informationen zum Schluss. Ich habe einen Beratungsjob in der Kommune, für den ich im Homeoffice arbeiten kann. Ab und zu vermiete ich ein Holzhäuschen an Wanderer. Und ich habe seit dem vergangenen Jahr einen eigenen Youtube-Kanal *Barbaras Simple Life*. Schalten Sie sich doch einmal hinein. Ich freue mich!

Hier habe ich über meine 5000 Kilometer lange Tour auf dem Continental Divide Trail von Mexiko bis Kanada berichtet und seit meiner Rückkehr zeige ich, wie ich meinen Alltag in der Natur mit meinen Schlittenhunden lebe. Sie erfahren, dass ich auf Skiern zum Einkaufen rausche, nachdem ich vorher stundenlang Schnee geschippt habe, und dass ich Freunde mit dem Hundeschlitten besuche. Aber ich zeige Ihnen auch, wenn ich im Winter mit meinen Hunden in der arktischen Natur unterwegs bin oder mit Gästen Hundeschlittentouren fahre, und ich nehme Sie im Sommer mit zu meiner geliebten Suche nach Beeren, erkläre Ihnen alles, was Sie dabei beachten müssen, und deren Verarbeitung. Ich verspreche Ihnen: Es wird spannend!

Fremde fragen mich oft, ob ich keine Angst in der Wildnis habe. Ich muss dann immer schmunzeln und denke: Angst? Wovor? Die Türen sind wie bei vielen Menschen in der Abgeschiedenheit Lapplands auch nachts nicht verschlossen. Wovor soll man denn Angst haben? Hier oben ist doch niemand. Wenn ich Angst habe, dann in der Großstadt.

Wenn Sie jetzt an eine komische Einsiedlerin denken, muss ich den Kopf schütteln. Nein, das bin ich absolut nicht. Ich bin sehr gern mit Menschen zusammen, nur nicht immer. Ich habe gute Freunde, die ich mit Freuden besuche und auch gern bei mir habe. Ich liebe es nämlich, Gastgeberin zu sein. Zusätzlich telefoniere ich häufig oder schreibe viele WhatsApp-Nachrichten. Ich bin insgesamt ein fröhlicher Mensch, der gern lacht und auch feiert, aber die meiste Zeit des Jahres einfach mit sich und der faszinierenden Natur genug zu tun hat.

Einmal im Jahr kommen meine Eltern zu Besuch, wir streifen wie früher gemeinsam durch die Natur und sie freuen sich mit mir, dass ich in der Einsamkeit Schwedens so glücklich bin.

Etwas von diesem Glück möchte ich weitergeben. Deshalb gibt es meine Filme und meine Bücher. Ich nehme Sie jetzt mit in meine Welt der Ruhe, Einsamkeit und meiner heißgeliebten Beeren. Sie brauchen den Rucksack nicht aufzuschnallen und können die Wanderschuhe im Schrank lassen. Es geht auch wunderbar bequem vom Sofa aus. Viel Spaß!

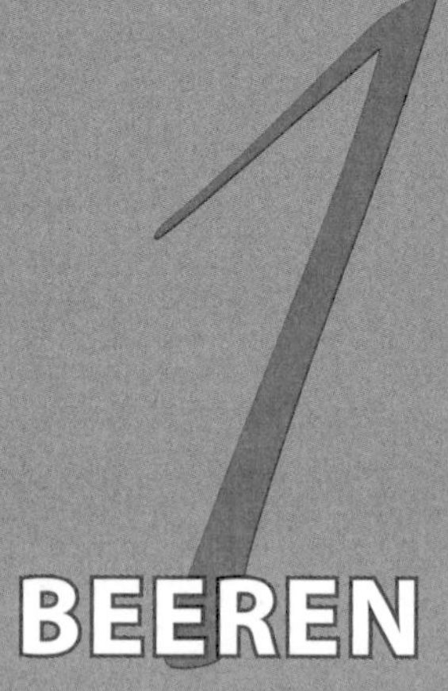

BEEREN

Die leckere Wunderwaffe für unsere Gesundheit

Beeren spielen weltweit in der traditionellen Heilkunde eine große Rolle. Schon in der Antike setze man Beeren bei allerlei Beschwerden ein. Heute sind die kleinen, aber wirkungsvollen Früchte gefragter denn je. Und nicht nur die Beeren selbst sind begehrt, sondern auch deren Blätter.

WAS SIND EIGENTLICH BEEREN?

In der Botanik wird die Beere als Frucht definiert, die aus einem Fruchtblatt oder mehreren verwachsenen Fruchtblättern entsteht und mehrere hartschalige Samen mit Fruchtfleisch einhüllt.
Aber die Bezeichnung ist verwirrend. Botanisch gesehen sind Bananen Beeren, Erdbeeren aber nicht. Den Namen vieler Früchte gibt es schon länger als die botanische Definition der Beere. Ich möchte das hier nicht aufklären.
Ist der innere Teil einer Frucht zu einem Samen verholzt, wie etwa bei der Kirsche oder der Holunderbeere, spricht man von einer Steinfrucht. Sind alle Teile verholzt, von einer Nuss. Himbeeren und Brombeeren sind Sammelsteinfrüchte, die Erdbeere ist eine Sammelnussfrucht. Aber, ganz ehrlich, für mich als gesundheitsliebende Naturfreundin ist das nicht wichtig. Ich orientiere mich in diesem Buch am umgangssprachlichen Gebrauch des Begriffes (Erdbeeren, Himbeeren und Co.) und spreche deshalb von Beeren oder Beerenobst, auch wenn die betreffende Frucht botanisch gesehen vielleicht keine Beere ist.

WARUM SIND BEEREN SO BELIEBT?

Beeren sind wahre Vitamin-Shots. Bei geringem Fruktosegehalt liefern sie nahezu alle Vitamine und Mineralstoffe, die Körper und Seele brauchen. Wussten Sie beispielsweise, dass viele Beeren mehr Vitamin C

enthalten als Zitronen? In der kalte Jahreszeit können sie das Immunsystem also prima unterstützen.
Darüber hinaus bieten die runden Alleskönner reichlich Ballaststoffe und weisen eine außergewöhnlich hohe Konzentration an gesunden Pflanzenstoffen auf.
Pflanzenstoffe geben der Frucht und Blüte die charakteristische Farbe, schützen die Pflanze vor Krankheiten, Feinden und starken Umweltbelastungen wie Hitze und Kälte. Dazu schützen sie aber auch die, die sie essen, und können bei der Gesunderhaltung des menschlichen Körpers eine wichtige Rolle spielen. Zu den Pflanzenstoffen gehören Polyphenole wie Farbstoffe, Geschmacksstoffe und Gerbstoffe.
Und schließlich gehören Beeren zu den Lebensmitteln mit dem höchsten Gehalt an Antioxidantien, den vielgerühmten »Special Agents« unserer Körperpolizei, den wahren Helden, wenn es um die Gesundheit geht.

WAS SIND ANTIOXIDANTIEN UND WARUM SIND SIE SO GESUND?

Antioxidantien sind die Zell-Schutz-Polizei in unserem Körper. Aber von vorn: Täglich laufen in unserem Körper zahllose Stoffwechselprozesse ab, bei denen auch freie Radikale entstehen können. Freie Radikale haben eine ambivalente Rolle. Auf der einen Seite sind sie für den Körper lebensnotwendig. Ohne freie Radikale könnte sich der Organismus nicht gegen Krankheitserreger wie Bakterien, Viren und fehlerhafte Zellen, der Vorstufe von Krebszellen, zur Wehr setzen. Droht eine Infektion, setzen sogenannte »Fresszellen« freie Radikale massenhaft frei. Es ist der körpereigene Kampf gegen Erreger.
Allerdings können freie Radikale, wenn sie in krankhaft hoher Konzentration auftreten, nicht nur kranke, sondern auch gesunde, lebensnotwendige biologische Strukturen angreifen, verändern und zerstören.
Ein Zuviel an freien Radikalen kann innerhalb der Stoffwechselprozes-

se im menschlichen Körper entstehen oder auch Ursachen außerhalb des Körpers haben.

Innerliche Ursachen können sein:
- Alterungsprozess
- Stress
- Mangelernährung
- Entzündungen
- erhöhter Blutzuckerspiegel
- erhöhter Cholesterinspiegel

Äußerliche Ursachen können sein:
- Umweltverschmutzung
- Umweltgifte
- Medikamente
- Rauchen
- Alkohol
- schlechte Ernährung

Um das Zuviel an freien Radikalen abzufangen, braucht der Organismus Antioxidantien. Manche Antioxidantien bildet der Körper selbst. Dazu benötigt er Spurenelemente wie Zink, Selen und Kupfer, die Vitamine C und E oder Flavonoide wie Anthozyane. All diese Stoffe wiederum müssen mit der Nahrung aufgenommen werden, da sie der Körper allein nicht bilden kann.
Kann der Körper nicht genügend Antioxidantien produzieren, entwickelt sich zwischen freien Radikalen und Antioxidantien eine Unausgewogenheit zugunsten der freien Radikale. Die Folge: Der Organismus leidet unter oxidativem Stress.
Oxidativen Stress sollten wir dringend vermeiden, da er unserem Körper schadet. Unsere Zellen werden beschädigt, die Alterung beschleunigt, Erkrankungen begünstigt.
Die Liste der möglichen Folgeerkrankungen ist lang: Entzündungen und Allergien, Rheuma, Gefäßerkrankungen, Gelenkbeschwerden, Krebs, Demenz.

Die gute Nachricht ist: Wir können unser Schutzsystem in Form von Antioxidantien im täglichen Kampf gegen freie Radikale aktiv unterstützen.
Eine gesunde, ausgewogene Kost steht dabei an erster Stelle. Frisches Obst und Gemüse, Kräuter und – Sie ahnen es – Beeren sind daher wichtige Komponenten für die Erhaltung der Balance zwischen freien Radikalen und Antioxidantien. Besonders viele Antioxidantien stecken bei den Beeren übrigens direkt unter der Schale, die wir bei Beeren ja glücklicherweise mitessen.
Dass diese Superfoods dazu auch noch so gut wie jedem Menschen schmecken, macht sie für uns zu einem extrem kostbaren Geschenk der Natur.

BEERENBLÄTTER UND BEERENWURZELN

Auch die Blätter der Beerenpflanzen und deren Wurzeln spielen in der Naturheilkunde eine große Rolle. Getrocknet sind sie rund ums Jahr nutzbar, äußerlich in der Wundheilung und innerlich vielfältig in Tees oder als Tinktur anwendbar.

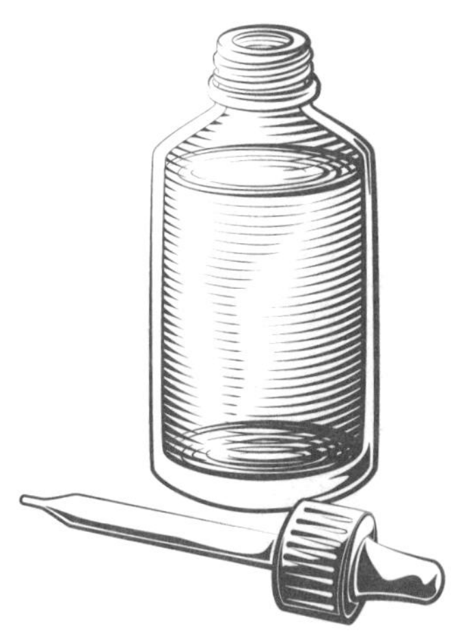

BEEREN SCHÜTZEN VOR KREBS – IST DA ETWAS DRAN?

Es gibt Momente, die einem nicht mehr aus dem Kopf gehen und von denen man weiß, dass das auch so bleiben wird. Für mich ist einer dieser Momente der, als vor einigen Jahren in einer für mich besonders stressigen Situation das Telefon klingelte und mein Vater mich sprechen wollte.

Ich war damals Chefin der Lappeasuando-Lodge südlich von Kiruna und steckte in einem anstrengenden Rundum-Programm mit Gästen und Buchungen, Personal und Arbeitsschichten, Schlittenhunden und den alltäglichen Widrigkeiten. Während des Anrufs checkte gerade eine Reisegruppe aus Deutschland ein und es war entsprechend turbulent. Erst wollte ich meinen Vater wie gewohnt auf den Abend vertrösten, aber dann spürte ich, dass das nicht richtig sein würde. Denn seine Stimme klang anders als sonst und ich wusste, dass ein Gespräch sofort sein musste.

Ich habe dann eine Mitarbeiterin gebeten, für mich am Empfang einzuspringen, und bin mit dem Telefon in der Hand ins Büro gelaufen, um ganz in Ruhe sprechen zu können.

Was mir mein Vater erzählte, riss mir den Boden unter den Füßen weg. »Mutti hat Brustkrebs und wird morgen operiert. Ich wollte dich nur informieren!«

Informieren! Ich war wie benebelt, unfähig, klar zu denken. Ich liebe meine Eltern sehr, verdanke ihnen viel und möchte immer für sie da sein, wenn sie mich brauchen.

Jetzt war ich 3000 Kilometer von ihnen entfernt und spürte, wie mir die Sorge um das Leben meiner Mutter die Kehle zuschnürte. Ich wollte bei ihr sein, ihre Hand halten, am Bett sitzen, wenn sie aufwacht.

»Ich versuche, den nächsten Flug zu bekommen«, sagte ich eilig und in meinem Kopf ratterte alles, was ich noch schnell erledigen musste, bevor ich mich eiligst auf den Weg nach Zürich machen konnte. Mein Vater hat mich dann beruhigt, mir zugeredet, nicht Hals über Kopf alles liegen und stehen zu lassen, sondern in Ruhe meinen Besuch zu planen. Doch als ich mir, die Worte meines Vaters beherzigend, etwas Zeit nahm, um

einen längeren Aufenthalt in der Schweiz zu planen, rief meine Mutter schon an, relativ fidel vom Krankenbett aus, und verblüffte uns alle. Ich werde auch nie vergessen, wie erleichtert ich war.
Auf die Schocknachricht folgte ziemlich schnell ein Happy End: Meine Mutter erholte sich rasch, und als ich sie endlich zu Hause in die Arme nehmen konnte, war sie schon wieder so fröhlich und munter wie ein junges Mädchen.
Meiner Mutter geht es zum Glück bis heute gut, aber mich hat das Thema Krebs aufgerüttelt. Ich weiß, dass manche Dispositionen für Brustkrebs erblich sind, und deshalb informiere ich mich seitdem darüber, was ich vorbeugend tun kann, um nicht auch daran zu erkranken. Wichtig ist für mich, dass es einen Zusammenhang zwischen Ernährung und der Entstehung von Krebs gibt. Man geht davon aus, dass 30 Prozent aller Krebserkrankungen ernährungsbedingt sind. Ich kann mir also mit den falschen Nahrungsmitteln Schaden zufügen, mich aber mit der Auswahl der richtigen Nahrungsmittel präventiv schützen. Wenn ich meinen Körper mit den Substanzen versorge, die für das Funktionieren der Zellen unverzichtbar sind und meine Körperfunktionen im Gleichgewicht halten, beuge ich Krankheiten vor.
Nachweisbar reduzieren eine Vielzahl von pflanzlichen Produkten das Krebsrisiko und hemmen das Wachstum der Krebszellen. Dazu gehören Gemüse, Obst und eben auch Beeren. Diese pflanzlichen Lebensmittel enthalten eine Menge von krebshemmenden Substanzen, die eine Schutzwirkung gegen Krebs haben, das heißt, das eigene Krebsrisiko senken und zudem die eigene Heilung positiv beeinflussen können.
Dabei gilt: je höher der Anteil dieser Stoffe, desto wichtiger der Effekt. So reduzieren bestimmte pflanzliche Lebensmittel die Krebsgefahr nur ein wenig, andere wiederum stark. Und da kommen die Beeren ins Spiel. Ich habe mich intensiv in das Thema eingelesen und fühlte mich in meiner Beerenliebe auch in diesem Punkt bestätigt. Beeren haben hohe antioxidative Eigenschaften und versorgen uns mit krebshemmenden Stoffen, je nach Sorte manche mehr, manche weniger. Die Bereitstellung dieser Stoffe über die Ernährung unterstützt den Körper dabei, dem Wachstum und dem invasiven Potenzial von Krebszellen entgegenzuwirken.

Beeren haben also schützende Eigenschaften, was die Krebsentstehung betrifft, sowie einen positiven Einfluss auf das Fortschreiten einer bereits bestehenden Krebserkrankung – so sollen sie die Zellteilung hemmen und auch die Blutversorgung des Tumors mindern.
Krebszellen mögen also wirklich keine Himbeeren, wie der Titel des sehr empfehlenswerten und erfolgreichen Buchs *Krebszellen mögen keine Himbeeren* von Richard Béliveau und Denis Gingras (Goldmann Verlag, Überarbeitete Neuausgabe 2018) verlauten lässt, andere Beeren allerdings auch nicht. Am besten beugt man Krebs vor, indem man regelmäßig verschiedene Beeren isst, denn auch hier gilt: Die Mischung macht's.
Natürlich gibt es keine Garantie, dass ich nicht an Krebs erkranke, wenn ich viele Beeren esse. Dabei spielen viele weitere Faktoren wie Bewegung, Entspannung und eben Veranlagung neben der Ernährung eine Rolle. Aber fest steht, dass Beeren die Abwehr unterstützen, und das ist schon sehr viel, denn Krebs entsteht durch Veränderung der Zellfunktionen und Beeren enthalten dem unerwünschten Wachsen von Blutgefäßen entgegenwirkende Inhaltsstoffe. Sie fördern also unsere Zellgesundheit.
Ich lasse sie mir deshalb jetzt noch lieber schmecken und denke an Hippokrates:

»Lass die Nahrung deine Medizin sein und
die Medizin deine Nahrung.«

Die schützende Wirkung von Beeren gegen Krebs lässt übrigens nicht nach, wenn man sie einfriert oder zu Konfitüre verarbeitet. Ungünstig ist nur eine lange Garzeit, wie zum Beispiel bei der Verwendung in Kuchen. Greifen Sie also lieber zu einem leckeren Brot mit frisch gestampftem Beerenmus.

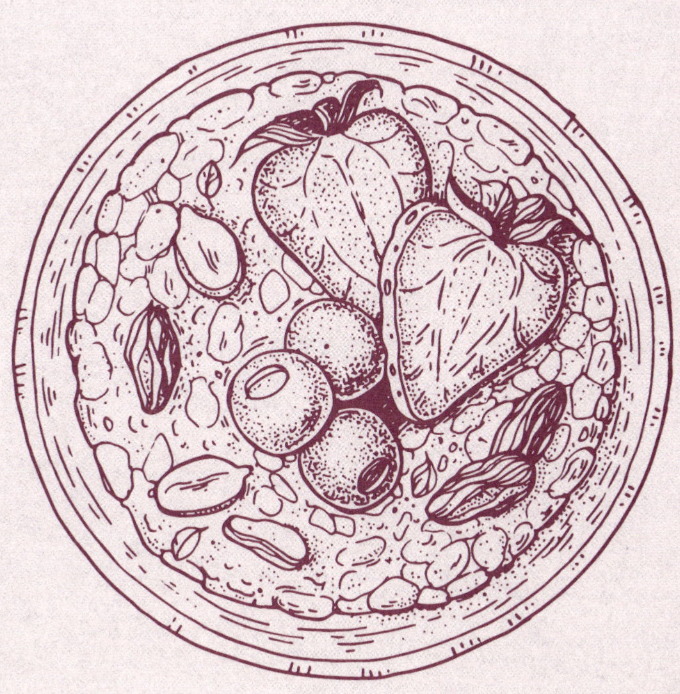

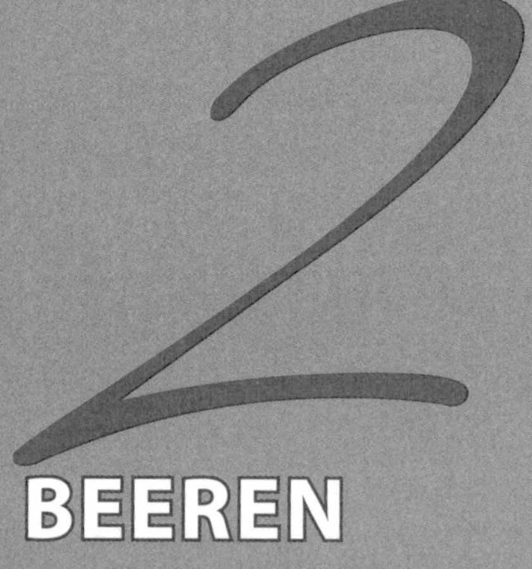

BEEREN

Wie wir sie genießen und nutzen

Beeren haben in unseren Breiten nur eine kurze Saison. Bevor es die modernde Pharmazie, Tiefkühltruhen und schnelle Transportmittel gab, waren die Menschen darauf angewiesen, Beeren und Pflanzenteile haltbar zu machen, um ihre Heilkraft genießen zu können.
Das funktioniert in Form von Mus, Wein, Schnaps und Tinkturen, die man das ganze Jahr nutzen kann, oder durch Trocknen. Aus den getrockneten Beeren, Blättern und anderen Pflanzenteilen lassen sich Tee, Aufgüsse und Tinkturen zubereiten, die einen festen Platz in der Hausapotheke bekommen können.
Natürlich kann man vieles in Apotheken und Reformläden kaufen, man kann es aber auch einfach selber machen.
Um in den Genuss möglichst vieler Antioxidantien zu kommen, ist bei der Verarbeitung von Beeren etwas Fingerspitzengefühl gefragt. Je schonender die Zubereitung, desto größer der Nutzen. Eine zu lange Lagerung, zu viel Licht oder Hitze beeinflussen den Gehalt an Antioxidantien negativ.

WELCHE BEEREN SIND DIE BESTEN?

Eine Hitliste der besten Beeren lässt sich schlecht aufstellen. Bei der Beurteilung einer bestimmten Sorte Beeren spielen viele Faktoren eine Rolle. Wo wächst die Pflanze? Wie sind die Klima- und Umweltbedingungen? Unsere Pflanzen im hohen Norden wachsen geschützt von schädlichen Umwelteinflüssen, werden aber trotzdem mit ausreichend Sonne versorgt. Das ist in anderen Gebieten völlig anders und auch von Jahr zu Jahr unterschiedlich. Es gibt Sommer mit überdurchschnittlich viel Regen und umgekehrt mit überdurchschnittlich viel Sonne. Ebenso spielt es eine Rolle, ob die Pflanze wild wächst oder kultiviert, ob die Beeren frisch, getrocknet oder tiefgefroren genossen werden.
Ich setze deshalb auf einen abwechslungsreichen Mix aus verschiedenen Sorten und esse Beeren gern so viel und so oft wie möglich.

WILD ODER KULTUR?

Wenn ich mich zwischen wild wachsenden Beeren und Früchten aus Kulturen entscheiden kann, steht die Wahl für mich fest: Beeren aus der Natur sind das Optimum. Allerdings bin ich in dieser Hinsicht durch meinen Lebenswandel und meinen Wohnort natürlich sehr privilegiert. Schweden ist der Beerenlieferant schlechthin. Beeren sind hier, wie schon beschrieben, überaus beliebt, die Anbauvoraussetzungen in unserem nur dünn besiedelten Land ideal. Schwedens Wälder bieten Qualität und Quantität.

Um die vielen, häufig auch in anderen Ländern unbekannten Beerensorten zu ernten, werden Jahr für Jahr Tausende von Saisonkräften eingeflogen – leider müssen diese oft zu einem Hungerlohn die Wälder durchstreifen.

In Schweden sind die Beeren für alle da. Es gilt das Jedermannsrecht und das erlaubt den freien Zugang zur Natur. Man kann quasi jede Art der Freizeitbeschäftigung nach Herzenslust im Freien ausüben: Wandern, Radfahren, Reiten, Schwimmen, Schlittenfahren und eben auch Beerenpflücken. Auch Wildcampen ist gestattet. Und so sind die Schwedinnen und Schweden, bepackt mit Körbchen, Eimern und Schaufeln, unterwegs in den Wäldern meiner wunderbaren zweiten Heimat, allein, als Familie, im Freundeskreis, auf der Suche nach Beeren.

Aber es wohnt – zum Glück – nicht jeder wie ich in den entlegensten Winkeln und hat Zeit und Muße dazu, stundenlang mit einem Körbchen durch die Natur zu streifen. Auch Berufstätige in der Großstadt möchten und dürfen natürlich von den gesunden Beeren profitieren. Für sie sind Kulturbeeren, die wir überall im Supermarkt kaufen können, eine wichtige Errungenschaft und eine echte Alternative zur selbst gesammelten Frucht. Also: Einfach mal nach Feierabend in den Supermarkt und leckere Beeren in Hülle und Fülle genießen.

FRISCH, GEFROREN ODER GETROCKNET?

Je kürzer Beeren gelagert werden, desto mehr Vitamine und weitere Nährstoffe enthalten sie. Ideal ist deshalb der direkte Verzehr nach dem Pflücken oder eine kurze Lagerung im Kühlschrank.

Aber natürlich möchten wir auch außerhalb der Erntezeit von den Vorteilen der Beere als Nahrungsmittel profitieren. Wir müssen sie also haltbar machen,

Eine gute Methode, Beeren länger genießen zu können, ist das Einfrieren. Vitamine und Nährstoffe bleiben dabei weitestgehend erhalten. Ich friere mir immer einen ganzen Jahresvorrat in portionsgerechten Einheiten ein. So kann ich außerhalb der Erntesaison jederzeit Beeren naschen oder weiterverarbeiten.

Anstatt selbst gepflückte Früchte einzufrieren, kann man auch gleich auf Tiefkühlware zurückgreifen. Das ist sehr praktisch. Allerdings sollte man darauf achten, dass den gefrorenen Beeren kein Zucker zugegeben worden ist.

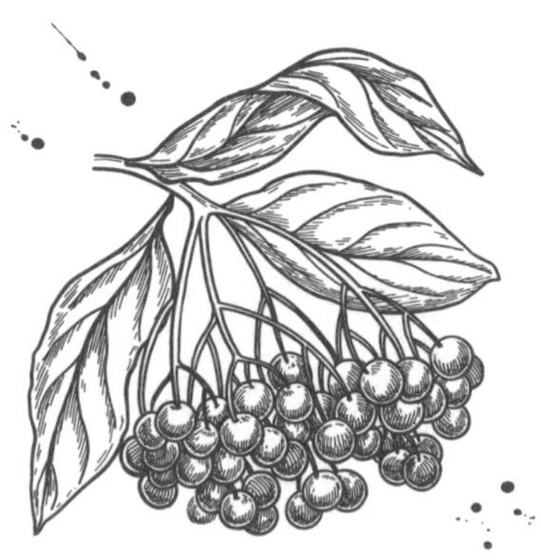

Beeren immer waschen, aber richtig!
Frische Beeren sollten immer gründlich gewaschen werden. Beeren können Träger von Krankheitserregern sein und auch Rückstände von Pflanzenschutzmittel enthalten. Ursache dafür können verunreinigtes Wasser bei der Bewässerung, mangelnde Hygiene bei der Ernte oder eine unsachgemäße Düngung sein.
Da Beeren empfindlich sind, sollte man sie nicht unter einem Wasserstrahl reinigen, sondern im stehenden Wasser und später auf einem Haushaltspapier abtropfen lassen. Meine Mutter stellt sie anschließend in einer mit Haushaltspapier ausgelegten Schale in den Kühlschrank und achtet darauf, dass sie das Papier wechselt, wenn es feucht ist.
Zu nasse Beeren saugen sich nämlich mit Wasser voll, werden matschig und schimmeln schnell!

Einfrieren beseitigt nicht alle Keime
Einfach die Beeren in einen starken Mixer zu geben und so Beereneis herzustellen, ist keine gute Idee. Auch der Verzehr direkt nach dem Auftauen nicht. Denn auch auf gefrorenen Beeren können Krankheitserreger und andere Keime überleben. Deshalb ist es wichtig, Tiefkühlbeeren vor dem Verzehr einige Minuten zu erhitzen.

Wissenswertes zum Fuchsbandwurm

»Für alles unter 70 Zentimeter Wuchshöhe gilt: Finger weg!«
Diese und ähnliche Warnungen kennen viele seit Kindertagen.
Warum? Es droht angeblich eine Infektion mit dem Fuchsbandwurm. Füchse könnten auf die Beeren gekotet haben und dadurch Wurmeier verteilt haben. So die Theorie.
Unbehandelt führt eine Infektion zum Tod. Medikamente dämmen die Ausbreitung des Wurms häufig nur ein, können ihn aber nicht aus dem Körper entfernen. Mitunter haben sie starke Nebenwirkungen.
Ein Befall mit dem Fuchsbandwurm stellt also eine ernst zu nehmende Gefahr dar. Allerdings werden weltweit im Schnitt gerade einmal 50 Menschen pro Jahr befallen. Und bei den wenigsten dieser Fällen kann festgestellt werden, wie der Wurm in den Menschen gekommen ist. Eine Infektion kann auch über gekaufte Lebensmittel, ungewaschene Hände und viele andere Wege übertragen werden. Die Wahrscheinlichkeit einer Infektion durch den Verzehr selbst gepflückter Beeren ist dabei vergleichsweise gering.
Auch die Art der Beere kann bei der Abwägung des Risikos einer Fuchsbandwurm-Infektion helfen. Stachelige Himbeersträucher sind kein Ort, wo der Fuchs bequem sein Geschäft verrichten kann. Erdbeeren, die auf Feldern wachsen, bieten da schon eher ein gemütliches Plätzchen. Möglich ist es auch, dass Hunde über ihren Kot Eier des Fuchsbandwurms auf Pflanzen hinterlassen und so zu einer Infektion des Menschen beitragen. Allerdings ist auch das sehr unwahrscheinlich.
Dazu kommt, dass 80 bis 90 Prozent der Menschen in Europa resistent gegen Fuchsbandwürmer sind. Ein erhöhtes Risiko für eine Infektion mit dem Parasiten besteht für diejenigen, die einer dauerhaften Belastung mit den Eiern ausgesetzt sind. Das betrifft zum Beispiel Jäger.
Wer trotz des geringen Risikos einer Infektion mit dem Fuchsbandwurm durch selbst gepflückte Beeren auf Nummer sicher gehen will, sollte die Früchte einkochen.

Eine weitere gute Methode, Beeren langfristig genießen zu können, ist es, sie zu trocknen. Gerade für meine mehrtägigen Touren durch die Wildnis eignen sich getrocknete Beeren sehr. Denn sie sind leicht zu lagern und wiegen kaum etwas.
Trocknen ist eine uralte Konservierungsmethode. Durch Wärme und Luftzirkulation wird den Beeren Wasser entzogen. Mikroorganismen können sich so nicht mehr vermehren. Durch den Wasserentzug konzentrieren sich Inhaltsstoffe wie Ballaststoffe, Vitamine und Mineralstoffe stark. Auch das Aroma wird intensiver.
Zum Trocknen eignen sich nur Früchte ohne Schäden. Für das Trocknen im Ofen werden die Früchte einlagig auf ein Blech verteilt und bei 40 bis 60 Grad mehrere Stunden getrocknet. Wichtig ist, dass in einem Durchgang etwa gleich große Beeren der gleichen Sorte getrocknet werden. Wenn das Obst noch leicht elastisch ist und beim Schneiden keine nassen Stellen mehr aufweist, sind die getrockneten Beeren fertig.
Sie können Ihre Beeren auf drei Arten trocknen:

1. Im Dörrautomaten.
2. Im Backofen.
3. An der Luft.

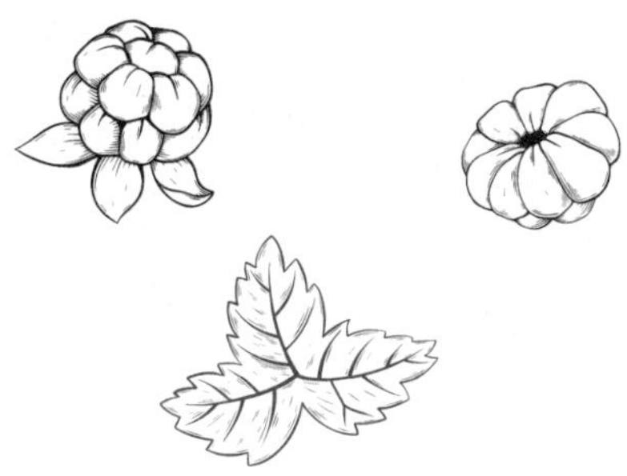

BEEREN IM DÖRRAUTOMATEN TROCKNEN

Verteilen Sie die Beeren idealerweise nach Gattungen getrennt auf die einzelnen Etagen. Dies hat den Vorteil, dass Sie kleinere und dementsprechend schneller trocknende Früchte gleich aus dem Automaten herausnehmen können, sobald sie fertig sind.

Durch die gleichmäßige Wärme und sanfte Zirkulation der Luft können die Beeren im Dörrautomaten besonders schonend getrocknet werden.
So werden die gesundheitsfördernden Inhaltsstoffe der Früchte weitestgehend erhalten.

BEEREN IM BACKOFEN TROCKNEN

Haben Sie keinen Dörrrautomaten, können Sie Ihre Beeren auch im Backofen trocknen:
Breiten Sie die Beeren dazu auf einem mit Backpapier ausgelegten Backblech aus. Stellen Sie den Backofen auf eine Temperatur zwischen 40 und 50 Grad ein und lassen Sie die Beeren auf dem Backblech trocknen, bis sie die richtige Konsistenz erreicht haben. Klemmen Sie während des ganzen Trockenvorgangs einen Kochlöffel in die Ofentür, damit diese einen Spalt offen steht und die Feuchtigkeit entweichen kann.

Je nach Größe der Beeren dauert das Trocknen einige Stunden bis mehrere Tage.
Je höher die Temperatur ist, desto schneller trocknen die Beeren.
Je niedriger die Temperatur ist, desto weniger Vitamine gehen verloren.
Tipp: Ich rate Ihnen, den Vitaminen und nicht der Zeit den Vorzug zu geben.

BEEREN AN DER LUFT TROCKNEN

Man kann Beeren auch besonders natürlich, ganz ohne Strom, einfach an der Luft trocknen. Wichtig ist, dass es ausreichend warm ist und genügend Luftaustausch stattfindet.
Freunde von mir legen die Beeren auf ein mit Haushaltspapier ausgelegtes Fliegengitter und stellen dieses in die Sonne. Bei dieser Methode müssen die Früchte allerdings regelmäßig gewendet werden.
In meiner Familie haben wir früher die Beeren auf dem Dachboden unseres Hauses getrocknet. Das trockene Klima dort war ideal. Aber auch in der Nähe von laufenden Heizungen oder eines warmen Kachelofens kann man wunderbar Beeren trocknen. In Finnland haben wir sie an sonnenreichen Tagen auch einfach mal auf die Fensterbank gestellt. Aber diese sehr natürliche Art der Trocknung dauert lange und ist arbeitsintensiv. Denn wenn die Beeren nicht regelmäßig gewendet werden, verschimmeln sie, bevor sie ausreichend getrocknet sind.

GEFRIERGETROCKNET LIEGT IM TREND

Seit einigen Jahren erobern gefriergetrocknete Beeren den Markt. Sie sind beliebt als Müslizutat und als Snacks und werden sehr häufig im Outdoorbereich eingesetzt. Letzteres ist für mich ein echtes Geschenk, denn gefriergetrocknete Beeren sind gehaltvoll, gesund und – ganz wichtig – leicht.
Gefriertrocknen ist ein besonders schonendes technisches Verfahren zum Entzug von Wasser und eignet sich hervorragend für die hochwertigen und sehr empfindlichen Beeren. Alle Inhaltsstoffe und die Struktur der Beeren bleiben nahezu erhalten, dazu das einmalige Aroma. Gefriergetrocknete Beeren dienen am ehesten als konzentrierte Form der frischen Beeren. Man entzieht das Wasser, aber Inhaltsstoffe, Farben, Aroma und Geschmack bleiben.
Allerdings ist es eine sehr kostspielige Variante. Denn die industrielle Gefriertrocknung ist teuer und das gibt man an den Kunden weiter. Für

100 Gramm gefriergetrocknete Beeren zahlt man in Deutschland zwischen 5 und 10 Euro, im teuren Schweden noch mehr.

Wichtig: Wenn man gefriergetrocknete Beeren isst, muss man viel trinken. Die Beeren sind ballaststoffreich und brauchen Flüssigkeit, damit die Verdauung in Schwung bleibt, am besten gleich beim Naschen zwischendurch trinken.

Für mich sind die gefriergetrockneten Beeren die perfekten Reisebegleiter. Trotz ihres geringen Gewichts versorgen sie mich perfekt bei körperlicher Anstrengung. Und noch etwas: Wenn man tagelang unterwegs ist und keine frischen Zutaten bei den Mahlzeiten verarbeiten kann, ist der feine Geschmack ein richtiges Fest für die Sinne. Ich freue mich dann den ganzen Tag auf meine Pause, in der ich die Früchte naschen kann.

Übrigens kann man gefriergetrocknete Beeren auch in Wasser geben und einen leckeren Saft kreieren.
Und so geht's:
Früchte in Wasser geben, quellen lassen, unterwegs mit einer Gabel gut vermischen oder zu Hause mit einem Mixer pürieren.

PULVERISIERTE BEEREN

Auch das Beerenpulver wird seit einiger Zeit immer populärer. Es wird aus gefriergetrockneten Beeren gewonnen, ist reich an Vitaminen und Nährstoffen und eine wunderbare Möglichkeit, die Kraft der Beeren jenseits der Erntemonate zu nutzen. Ich mische mir für kürzere Trips in die nordische Natur immer ein kleines Döschen mit verschiedenen Beeren und nehme den gesunden Beerenmix als Kraftspender mit auf Tour. Das Pulver ist wirklich vielseitig. Man kann es natürlich einfach pur essen – mhh, wunderbar! Man kann es aber auch mit Wasser zu einem leckeren Erfrischungsgetränk verwandeln oder ins Müsli geben. Und meine liebste Empfehlung: der Beerenschnee! Klingt so lecker, wie er schmeckt.

Gefriertrocknung – eine neue Erfindung?

Keineswegs. Bereits die Inkas kannten das Prinzip. Sie legten Kartoffeln auf den Boden und ließen sie nachts einfrieren. Tagsüber entzog die Sonne den Kartoffeln dann sehr schnell das Wasser. Unsere heutigen Produkte sind allerdings bei der Entwicklung der Raumfahrt entstanden. Astronauten nutzen gefriergetrocknete Lebensmittel genauso wie Thruhiker, also Fernwanderer, und Bergsteiger.

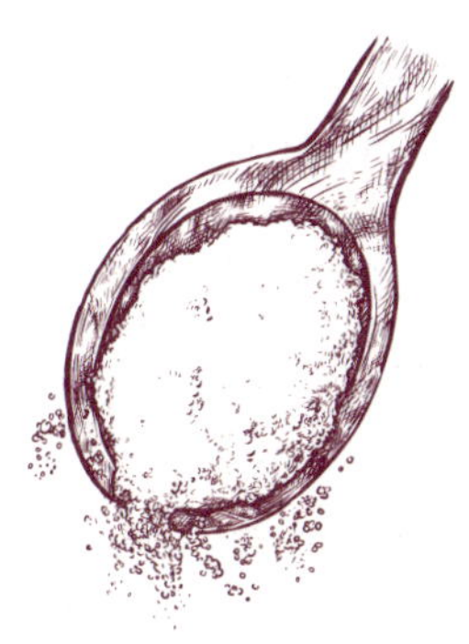

Vorsicht – Trockenfrüchte sind ungeahnte Kalorienfallen!
Manuell oder industriell, auf jeden Fall wird beim Herstellungsprozess von Trockenfrüchten Flüssigkeit durch Hitze entzogen. Dabei konzentrieren sich die Nährstoffe und Vitamine, aber leider auch der Zucker. Gefriergetrocknete Beeren haben deshalb einen hohen Zucker- und Energiegehalt. So enthalten 100 Gramm gefriergetrocknete Erdbeeren rund 50 Gramm Zucker – fast zehnmal so viel wie frische Früchte. Trotzdem kann man sie einfach fix wegnaschen. Wer also auf sein Gewicht achtet, muss sich das bewusst machen. Faustregel: Eine halbe Handvoll entspricht bei Trockenfrüchten einer ganzen Portion.

BLÄTTER

Auch die Blätter vieler Beeren enthalten wichtige Nährstoffe und lassen sich mit denselben Methoden wie die Früchte leicht und gut trocknen. Man kann die Blätter im Sommer einfach auf dünnmaschigen Gittern verteilen und diese in die Sonne stellen. Wichtig ist, die Gitter zu erhöhen, sodass auch von unten Luft an die Blätter kommt.
Anschließend sollte man die Blätter drinnen noch eine Zeit nachtrocknen lassen, dabei mehrmals täglich wenden. Wenn die Blätter ganz trocken und bröselig geworden sind, in Leinensäckchen oder luftdichte Gläser füllen und an einem kühlen und trockenen Ort aufbewahren. Natürlich geht es auch im Ofen mit Umfluft oder mit dem Dörrautomaten.

Unterwegs in den arktischen Wäldern brühe ich mir aus den getrockneten Beerenblättern mit köstlichem Quellwasser leckeren Tee, lehne mich an einen Baum, genieße die Kraft der Natur und fühle mich wie ein Glückskind.

SAFT

Leckeren Saft herzustellen ist kinderleicht. Ich entsinne mich an viele Stunden in unserer Schweizer Küche, in denen wir mit unserer Mutter die in den Bergen gesammelten Beeren zu Saft verarbeitet haben. Wir haben erzählt, gekichert, Spaß gehabt und waren jedes Mal voller Vorfreude auf das süße Ergebnis. Es gibt für mich auch heute noch nichts Wohlschmeckenderes als ein Glas Himbeer- oder Brombeersaft.
Und so geht's:
Säubern Sie die Beeren von Insekten und Schmutz. »Nichts ist so rein wie die Natur«, sagt mein Vater immer. Aber wer nicht wie ich in Lappland an wirklich entlegenen Stellen Beeren sammelt, sollte vorsichtig sein. Am besten funktioniert das Waschen mit einem Sieb, das Sie in einen mit Wasser gefüllten Topf stellen und etwas schwenken. Naschen erlaubt! Gehen Sie beim Waschen aber unbedingt behutsam vor, denn Beeren sind empfindlich.

Grundsätzlich sollte man für die Herstellung von Saft nur einwandfreies Obst verwenden. So wird der Saft wirklich haltbar und aromatisch.

Danach geben Sie die Beeren in einen Topf und zerkleinern sie mit einem Handmixer oder einem Pürierstab. Füllen Sie nun die köstliche Masse mit Wasser auf und erhitzen Sie sie auf 72 Grad. Nach 20 Minuten sind unerwünschte Mikroorganismen abgetötet. Prüfen Sie die Temperatur auf jeden Fall mit einem Thermometer. Denn längeres Heißhalten schadet den Inhaltsstoffen.
Faustregel: Für 4 Kilogramm Beeren benötigen Sie 1 Liter Wasser.
Filtern Sie den Brei durch ein sehr feines Sieb oder Tuch und geben Sie bei Bedarf Zucker dazu. Ich bin hier sehr vorsichtig, da ich keine Süße benötige. Sie können den Saft für eine bessere Haltbarkeit noch einmal aufkochen, doch das geht auf Kosten der Vitamine und Mineralstoffe. Füllen Sie den Saft nun in sterile, gut verschließbare Flaschen.

Für größere Mengen bietet sich das Entsaften im Kaltverfahren oder mit Dampf an.
Dabei sollten Sie beachten, dass besonders der im Kaltverfahren gewonnene Saft schnell verarbeitet und haltbar gemacht werden muss, weil er ansonsten anfällig für Keimbildung und Gärung ist.
Für die Kaltentsaftung bietet der Handel eine Vielzahl an Geräten und Pressen an. Hier sollte man genau prüfen, welches Gerät den persönlichen Ansprüchen genügt und die Früchte schonend verarbeitet.
Beim Dampfentsaften lässt sich mit nur einem Durchgang Saft aus einer großer Menge Obst oder Gemüse gewinnen. Die Geräte verfügen meist über eine Abfüllvorrichtung, über die der heiße Saft direkt in Flaschen abgefüllt werden kann.
Obwohl es zum Saftmachen im Grunde nur wenige Schritte braucht, so besteht die hohe Kunst doch darin, den Saft so kurz wie möglich und so wenig wie nötig zu erhitzen, ohne den richtigen Moment des Pasteurisierens zu verfehlen, um Schimmelpilze, Hefen und Bakterien abzutöten.

Wer den Saft überhaupt nicht erhitzen möchte und roh gepresste, reine Fruchtsäfte bevorzugt, für den ist das Einfrieren eine schonende Form der Konservierung. Dazu den Saft in Folienbeutel geben und beispielsweise im aufgeschnittenen Tetra Pak in der Gefriertruhe lagern. Auf die Keimabtötung durch Erhitzen kann man bei dieser Methode verzichten. Gefroren sind Säfte 12 bis 16 Monate haltbar.

SIRUP

Fruchtsirup nennt man einen durch Zuckerzusatz haltbar gemachten Fruchtsaft. Die Konsistenz ist konzentriert und dickflüssig. Ein Sirup im Handel enthält mindestens 10 Prozent Fruchtsaft, bei selbst hergestelltem Sirup ist der Fruchtsaftgehalt in der Regel höher. Durch den hohen Zuckeranteil ist Sirup unter Luftabschluss auch ohne Kühlung lange haltbar.

Industriell hergestellter Sirup enthält häufig viele Farb- und Konservierungsstoffe sowie künstliche Aromastoffe. Wer auf Sirup nicht verzichten will, aber auch nicht den industriell hergestellten Sirup verwenden möchte, der kann sich seinen Sirup ganz leicht selber machen.

Fruchtsirup lässt sich aus allen gängigen Frucht- beziehungsweise Obstsorten herstellen, die man entsaften kann. Der Fantasie sind dabei keine Grenzen gesetzt und es ist leichter, als man denkt.

Und so geht's:

Oberste Priorität hat bei der Zubereitung von Sirup die Sauberkeit. Deshalb zuerst die Früchte gründlich waschen und möglichst sterile Flaschen oder Gläser zum Abfüllen bereitstellen.

Dann Beeren pürieren und in Wasser, zusammen mit dem Zucker, etwa 30 Minuten köcheln lassen. Man rechnet auf 1 Kilo Obst circa 500 Gramm Zucker und 1 Liter Wasser. Während die Masse köchelt, immer wieder umrühren. Ich gebe kurz vor Ende der Kochzeit noch Zitronensaft dazu, weil ich die feine Geschmacksnote liebe. Zum Schluss alles durch ein Sieb mit Baumwolltuch filtern und mithilfe eines Trichters in Flaschen abfüllen. Der Beerensirup hält sich mindestens 6 Monate. Achtung: Angebrochene Flaschen im Kühlschrank aufbewahren.

Grundlagen für den Sirup sind Wasser und Zucker, wobei Sie beim Mischungsverhältnis variieren dürfen. Zu viel Zucker könnte den Sirup gelieren lassen, da manche Früchte mehr Pektin enthalten als andere. Sollte der Sirup zu fest geworden sein, kann man ihn noch mal mit Wasser aufkochen, bis er die richtige Konsistenz erreicht hat.

Auch aus Blüten kann man Sirup herstellen. Beliebt sind beispielsweise Holunderblüten-Sirup oder Himbeerblüten-Sirup.

Grundsätzlich wäre es immer besser,
den biologischen Zutaten den Vorrang zu geben,
denn der Sirup kann nur so gut werden wie das Ausgangsprodukt.

Mein persönlicher Tipp:
Wer mag, kann verschiedene Beerensorten mischen und erhält dadurch ein einzigartiges Aroma.

Als leckerer Durstlöscher wird der Sirup vor dem Genuss mit Wasser verdünnt. Zum Süßen oder auch als Hausmittel wird er pur verwendet.

EXTRAKT

Es gibt verschiedene Möglichkeiten, Inhaltsstoffe aus einer Pflanze (Beeren, Blätter, Rinde) zu extrahieren. Übrigens eignen sich für dazu neben den frischen auch sehr gut getrocknete Beeren.
Die Wahl des Auszugsmittels richtet sich nach der Art und Löslichkeit der Inhaltsstoffe.
Die meisten Pflanzenstoffe sind hydrophil, also wasserlöslich. Lipophile dagegen sind fettlösliche Stoffe.
Man unterscheidet weiter kalte und warme Extrakte. Beginnen wir mit den kalten Extrakten.

Mazerat

Hochwertiges für Eilige

Ein Kaltauszug von Pflanzenmaterial in Wasser oder Öl ist ein Mazerat. Bei einem Wassermazerat wird das Pflanzengut mit kaltem bis lauwarmem Wasser übergossen. Dann lässt man den Auszug je nach Pflanze bis zu zwölf Stunden stehen und seiht ihn anschließend ab. So werden nur die wasserlöslichen Inhaltsstoffe der Pflanze gewonnen.
Mit einem Ölmazerat können dagegen die lipophilen Inhaltsstoffe extrahiert werden.

So geht's:
Man braucht saubere Beeren und ein gutes Öl (Mandel- oder Olivenöl) und ein bisschen Zeit. Die Beeren werden mit Öl bedeckt und einige Stunden an einen geschützten dunklen Ort gestellt. Die Inhaltsstoffe der Pflanze gehen so langsam in das Öl über. Während dieser Zeit das Gemisch gerne immer wieder etwas rütteln beziehungsweise schwenken.

Mein persönlicher Tipp:
Beeren vor dem Einlegen richtig trocknen und das Glas mit einem Küchentuch abdecken, damit die Feuchtigkeit entweichen kann.

Das Ölmazerat eignet sich hervorragend als Grundlage für Salben und Massageöle.

Tinktur
Wässrig-alkoholischer Auszug

Mit Alkohol lassen sich sowohl lipophile als auch hydrophile Inhaltsstoffe aus dem Pflanzenmaterial extrahieren. Faustregel: Je härter und fester das Material, desto höherprozentiger muss der verwendete Alkohol sein.

Bei Blüten reichen 30 bis 40 Volumenprozent, bei den meisten anderen Pflanzenteilen sind 50 bis 70 Volumenprozent passend. Reiner Alkohol ist nicht geeignet, da die Pflanzenzellen etwas Wasser benötigen, um aufzuquellen. Nur so können Inhaltsstoffe durch den Alkohol aus den Pflanzen gelöst werden.

Die Herstellung des Auszugs verläuft ähnlich wie beim Ölmazerat: Man gibt einen Teil frisches oder getrocknetes Pflanzenmaterial auf fünf bis zehn Teile Alkohol in ein Glas, das man gut verschließt, damit der Alkohol sich nicht verflüchtigt, und lässt alles für fünf bis sieben Tage dunkel und bei Raumtemperatur geschützt stehen. Am Ende die Mischung durch einen Kaffeefilter oder Laborfilter abseihen und den Auszug in verschließbaren Fläschchen kühl lagern.

Tipp für Ungeduldige:

Man kann die angesetzte Masse auch mit einem Stabmixer pürieren und dann diesen Brei sieben.

Alkoholextrakte können im Grunde aus allen Pflanzen hergestellt werden, von denen sowohl die hydrophilen als auch die lipophilen Bestandteile gewonnen werden sollen.

Mein persönlicher Tipp:

Wünschenswert ist ein glasklares Produkt. Deshalb besser einmal mehr als zu wenig sieben.

Hydrolate

Auch die Hydrolate, oder Pflanzenwässer, sind wunderbare Extrakte. Sie entstehen als Kondensat bei der Wasserdampfdestillation von Pflanzen beziehungsweise Pflanzenteilen, sind aber sehr aufwendig in der Herstellung. Mir fehlen dazu leider die Geräte – man braucht beispielsweise eine Destille – und auch die Muße. Sollten Sie aber über das notwendige Equipment und genügend Zeit verfügen, probieren Sie es unbedingt aus. Anleitungen dazu finden Sie auch im Internet.

WARME EXTRAKTE

Neben den beschriebenen Möglichkeiten, wertvolle Inhaltsstoffe der Pflanzen kalt zu extrahieren, gibt es auch verschiedene Wege, diese mit Hitze zu entziehen. Aufguss, Tee, Infusion oder Absud – ich gebe hier einen kleinen Überblick.

Tee

Im allgemeinen deutschen Sprachgebrauch werden Aufgüsse aus Beeren- oder Kräutern mit kochendem Wasser als Tee bezeichnet. Lebensmittelrechtlich sind diese Beeren- und Kräutergetränke allerdings nur teeähnliche Erzeugnisse. Im Unterschied zu »echtem« Tee enthalten sie nämlichen kein Tein, das wie Koffein anregend wirkt. Streng genommen sind Früchte- und Kräutertees deshalb keine Tees, sondern Aufgussgetränke. In anderen Sprachen wird genauer differenziert. Dort spricht man beispielsweise auch von einer Infusion.

Aufguss

Der Aufguss bezeichnet im Grunde das Übergießen von verschiedenen Heilpflanzenteilen, also Blättern, Blüten, Samen, Früchten und Kraut, mit kochendem Wasser. Aber auch das Produkt wird Aufguss genannt oder auch Infusion.

Absud

Ein Absud entsteht, wenn auch die harten Teile einer Pflanze, die Wurzeln, Holz, Rinde oder harte Früchte, in heißes Wasser gegeben werden.

In der Anwendung verschwimmen diese Begriffe allerdings, weil man häufig auch Zutaten aus allen Kategorien verwendet und es nicht immer einen klaren Schwerpunkt gibt. Mit dem Terminus Wasserauszug liegt man aber auf jeden Fall richtig. Denn in allen Fällen zieht die Flüssigkeit die Wirkstoffe aus der Pflanze. Ich nutze im Folgenden aber für alle warmen Wasserauszüge den Begriff Tee, damit es kein Durcheinander gibt.

Und so macht man einen leckeren Beerentee:
Aus Beeren lässt sich wunderbar Tee zubereiten. Damit er nicht nur gesund ist, sondern auch gut schmeckt, kann man die Beeren nach Lust und Laune mit anderen Zutaten kombinieren und ganz eigene Teekreationen zaubern.

Hier zunächst die klassische Zubereitungsart:
Pro Tasse knapp 3 Gramm getrocknete Beeren (das sind etwa 30 Stück) zunächst grob zerstoßen, dann mit kochendem Wasser übergießen und mindestens 20 Minuten ziehen lassen.
Eine andere Möglichkeit ist es, die Beeren 10 bis 20 Minuten köcheln zu lassen.
Den Tee zum Schluss entweder durch ein Sieb abgießen oder die Beeren einfach herauslöffeln und mitessen – so geht nichts von den gesunden Inhaltsstoffen verloren.
Es gibt auch Rezepte, die empfehlen, den Tee gut abzudecken und ganze 12 Stunden lang ziehen zu lassen.

Mein persönlicher Tipp: Tee kalt ansetzen

Im heißen Sommer eignet sich die Beere aufgrund ihrer sauren und leicht bitteren Geschmackskomponente besonders gut als Zutat für kalte Erfrischungsgetränke. Selbst wenn Sie die Beeren nur für ein paar Stunden in kaltem Wasser ansetzen, erhalten Sie einen erstaunlich aromatischen Tee von kräftiger Farbe. Mit Eiswürfeln und einem Minzblatt die perfekte Erfrischung!

Mein persönlicher Tipp: Beerenmix – ein Supertee aus Superfood

Ich mische die Beeren nach Belieben mit anderen Beeren, übergieße sie mit heißem Wasser und lasse sie 20 Minuten ziehen. Fertig ist der Supertee!

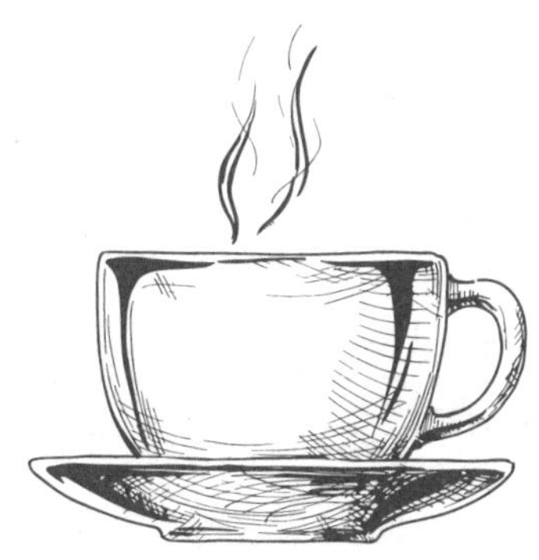

MUS

Unter Mus versteht man einen Brei aus gekochtem Obst oder Gemüse. Auch Mus ist kinderleicht herzustellen:
Die Beeren einfach mit etwas Wasser im Standmixer oder mit einem Rührstab pürieren. Die Masse durch ein feines Sieb in einen Topf passieren. Nach Belieben etwas Zucker oder ein anderes Süßungsmittel hinzugeben. Alles aufkochen und für 5 Minuten weiter köcheln lassen. Fertiges Mus noch heiß in Gläser abfüllen und verschließen.
Beerenmus ist lecker, gesund und kann sogar äußerlich als Heilmittel eingesetzt werden.

WEIN

Haben Sie mal versucht, selbst Wein herzustellen? Ich kenne die Prozedur aus meinem Elternhaus. Man braucht einige Zutaten, etwas Know-how und Fingerspitzengefühl. Zu viel für mich in meinem Tiny House.
Ich nehme für meinen Beerenwein deshalb fertigen Wein und gebe meine Wunschbeeren dazu. Danach stelle ich alles ein, zwei Tage vor die Tür, sofern es nicht friert. Natürlich geht es auch im Kühlschrank. Die Wirkstoffe der Pflanze ziehen in den Alkohol und fertig ist mein Beerenwein, den ich in schönen Gläsern genieße.

SCHNAPS

Gerne gebe ich Ihnen auch mein ganz simples Rezept für Beerenschnaps mit: 500 Gramm frische Beeren, 250 Gramm Zucker, 0,7 Liter Korn (32 Prozent)
500 Gramm frische Beeren (gemischt oder nur Ihre Lieblingssorte) in einen Behälter geben, der sich luftdicht verschließen lässt – ein großes

Einmachglas funktioniert super. 250 Gramm Zucker daraufgeben und mit 0,7 Liter Korn (32 Prozent) aufgießen. Vorsichtig umrühren und verschließen. 8 Tage stehen lassen, dabei in den beiden letzten Tagen vorsichtig umrühren. Jetzt sollte sich der Zucker aufgelöst haben. Eine Vanilleschote halbieren und einige Scheiben Zitrone und Orange (bio!) auf den Ansatz geben. Wieder verschließen und mindestens weitere 14 Tage (gerne länger) ziehen lassen.

Zum Abfiltern ein Sieb auf ein Gefäß legen und mit einem Passiertuch (oder Mulltuch) auslegen.

Zitronen- und Orangenscheiben sowie die Vanilleschote aus dem Ansatz holen und den restlichen Inhalt auf das Passiertuch geben. Das Tuch zusammendrücken und die Beeren auspressen.

Den Likör in saubere, verschließbare, kleine Flaschen füllen und verschlossen weitere 14 Tage (oder länger) stehen lassen.

Danach genießen oder verschenken.

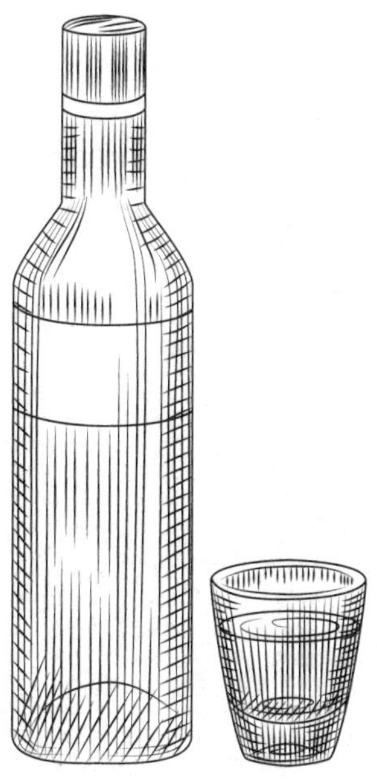

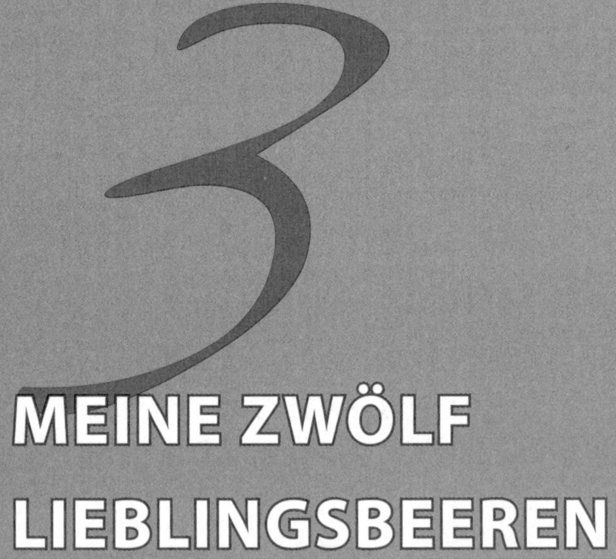

3 MEINE ZWÖLF LIEBLINGSBEEREN

Was sie sind und was sie können

Die Beerenwelt ist vielfältig. Erdbeeren, Himbeeren und Co. sind weltweit beliebt. Aber es gibt zahlreiche weitere Sorten – bekannte und weniger bekannte. Jeder Beerenfan entwickelt seine eigenen Vorlieben nach Geschmack, Nutzbarkeit und Wirkung. Ich stelle Ihnen jetzt meine persönlichen Favoriten vor und gebe zu, dass mir die Auswahl nicht leichtgefallen ist. Denn es gibt noch so viele andere wohlschmeckende und -tuende Beeren, die sogar direkt vor meiner Haustür wachsen. Aber ich habe mich entschieden!

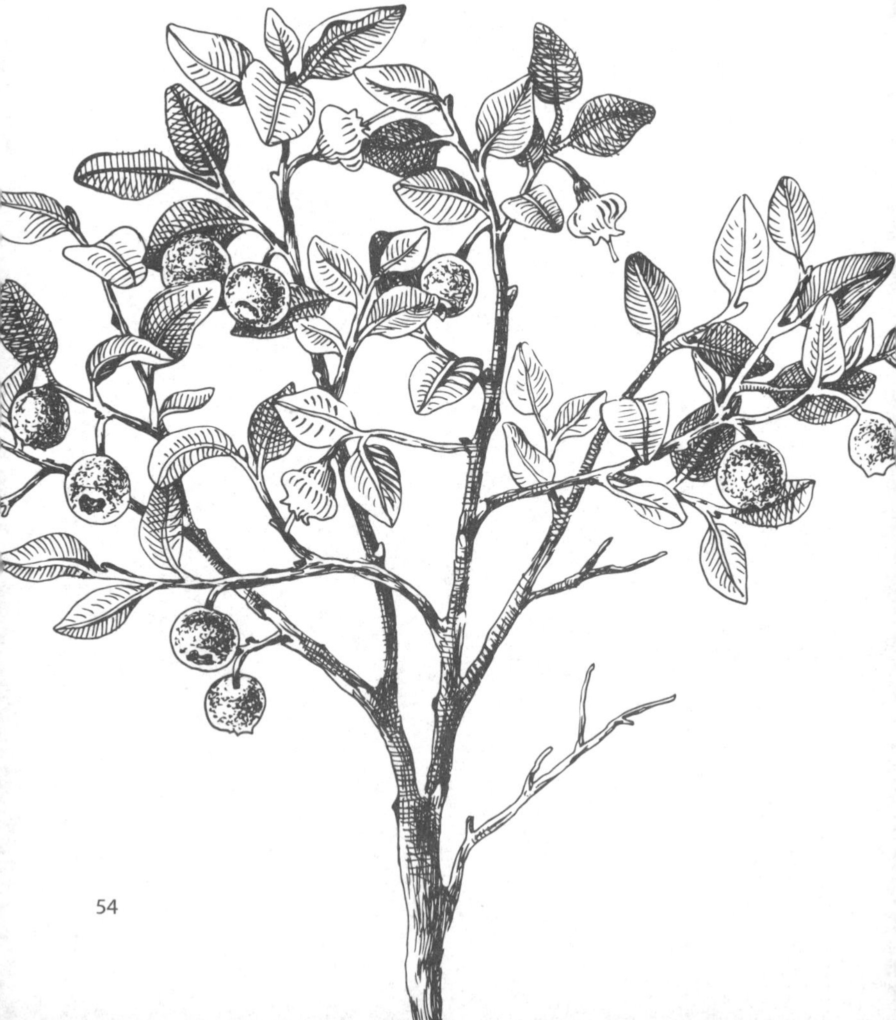

MOLTEBEEREN

Das Gold Lapplands

Mein erster Kontakt mit der blütenähnlichen Moltebeere fiel nicht sehr positiv aus. Ich habe sie in meinem ersten Skandinaviensommer direkt vom Strauch gepflückt und begeistert in den Mund gesteckt – und wurde enttäuscht. Sie schmeckten nach nichts und steckten voller Kerne. Ich habe mich gewundert, dass man im Norden so sehr davon schwärmt. Aber nur wenig später habe ich bei Freunden Pfannkuchen mit Moltebeeren-Mus gegessen und seitdem sind die orangefarbenen Früchte aus meinem Leben nicht mehr wegzudenken. Ich liebe diese Beere einfach. Zumal sie mich auch immer an eine große Liebe erinnert. Denn in einer der schönsten Polarnächte meines Lebens genossen mein Partner Samu und ich reichlich von einer Flasche Moltebeeren-Likör. Später bewunderten wir, trunken vor Liebe und Likör, im Freien auf einem Rentierfell das in allen Grüntönen schillernde Nordlicht, das wie ein Feuerwerk den Himmel überzog. Meine Güte, ich weiß, dass diese Nacht der Startschuss in ein neues Leben war. Die Moltebeere war also wirklich von Anfang an dabei.

Übrigens hilft Moltebeerentee hervorragend gegen Husten. Ich habe deshalb auf Wanderungen häufig getrocknete Beeren im Rucksack und empfehle sie vielen Freunden, die mich hier oben besuchen.

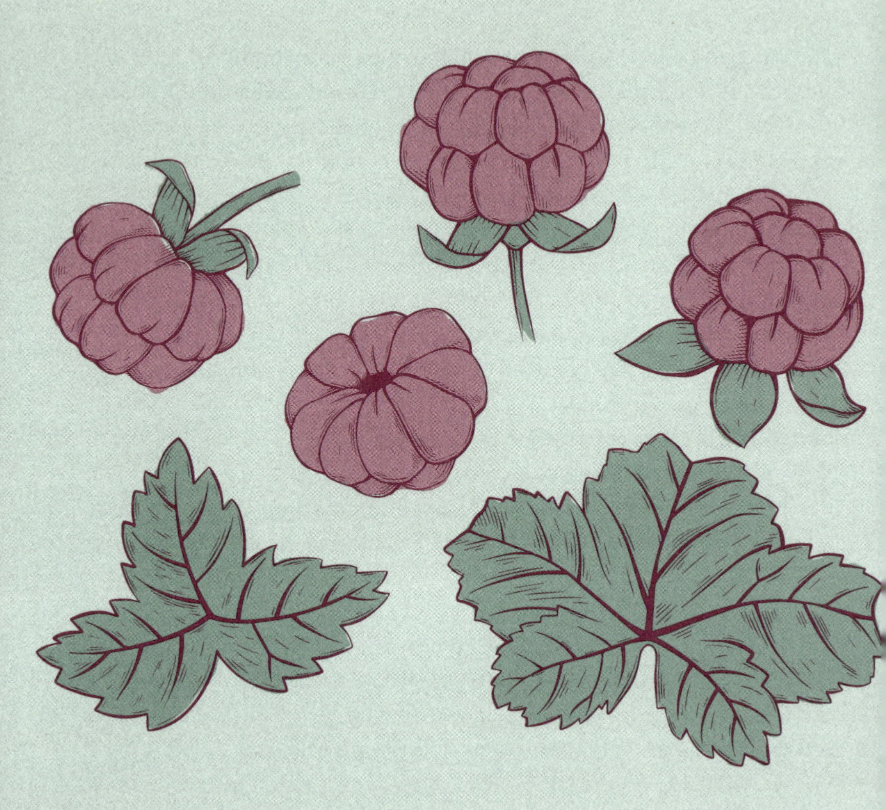

HINTERGRUND UND EIN BISSCHEN DRUMHERUM

Was ist das denn? Wer bei uns von Moltebeeren spricht, bekommt in der Regel diese Frage gestellt, denn Moltebeeren sind hierzulande nahezu unbekannt. Sie lieben Kälte und Feuchtigkeit und wachsen im hohen Norden in Moor- und Torfgebieten. Kaum zu glauben, aber der zarten Pflanze machen Temperaturen von bis zu minus 40 Grad nichts aus und sie kann sich locker am Polarkreis behaupten. In der skandinavischen Heimat ist sie seit Jahrhunderten ein Star, wächst aber auch im Norden Englands, in Grönland, Kanada und Sibirien.

Bei uns kommt sie erst zaghaft ins Gespräch, seitdem sie auf der finnischen Zweieuromünze zu sehen ist und die Marmelade bei einem großen Möbelhändler aus Schweden im Regal steht. Achten Sie mal auf Hjortronsylt!

Die Moltebeere ist eine Verwandte von Rosen und Himbeeren. Der wissenschaftliche Name *Rubus chamaemorus* ist deutlich: Rubus ist der Name der Gattung, also der Rosengewächse, chamaemorus heißt so viel wie Beere, die dicht am Boden wächst. Die Wuchshöhe der Pflanze ist nämlich mit 5 bis 30 Zentimeter ziemlich niedrig. Die Pflanze bildet einen dichten Teppich, auf dessen Oberseite die Beeren schimmern. Bei den Brüdern Grimm taucht sie deshalb als »kriechende Himbeere« auf. Die Moltebeere blüht im Frühsommer von Juni bis Juli, die Beeren sind im Juli und August reif. Dabei sind sie wahre Chamäleons, denn sie wechseln mehrfach die Farbe. Sie sind erst dunkelrot, verblassen dann und leuchten schließlich in einem satten Orange, gern auch mit Bernsteinen verglichen.

Der Geschmack ist »speziell«, wie ein nicht ganz reifer Apfel mit zarter Vanillenote.

In der skandinavischen Küche hat die Moltebeere seit Jahrhunderten ihren festen Platz und wird gern zu Mus, Marmelade und Konfitüre verarbeitet. Aber auch Grützen sind beliebt. Wer in Skandinavien Urlaub macht, kann sie häufig als Geschmacksexplosion zu Eis, Crêpes und Kuchen genießen, aber auch als pfiffige Kombination mit herzhaften Gerichten wie Wild und Käse. Und natürlich gibt es auch Moltebeeren-Wein und -Bier und Moltebeeren-Schnaps.

Aber Moltebeeren sind in den nordischen Ländern nicht nur wegen ihres raffinierten Geschmacks beliebt, sondern gelten auch als wertvolles natürliches Heilmittel und sind deshalb auch in den Hausapotheken zu finden. Der schwedische Naturforscher Carl von Linné lobte den Geschmack der Moltebeere und empfahl sie Schwindsüchtigen zur Stärkung. Traditionell haben Seeleute und Inuit die Beeren vorbeugend gegen Skorbut geschätzt. Aber auch die Blätter und Wurzeln sind wegen ihrer wertvollen Inhaltsstoffe sehr beliebt und werden vielfältig eingesetzt. Übrigens haben 100 Gramm Moltebeeren nur 36 Kilokalorien und sind deshalb auch bei Diäten sehr beliebt.

SO WIRKEN MOLTEBEEREN

Moltebeeren sind echte Multivitaminlager und enthalten große Mengen an wertvollen Inhaltsstoffen. Herausragend ist der Vitamin-C-Gehalt, der viermal größer ist als bei Orangen.

Im Norden gelten die Beeren allgemein als Immunstimulans und werden in der Rekonvaleszenz, also zur Heilung und Stärkung, genutzt. An den vielen harten Wintertagen schätzt man die Früchte zur Behandlung von Erkältungssymptomen wie Husten, Halsschmerzen und Fieber – tiefgefroren oder verarbeitet als Mus, Konfitüre oder Saft. Die kleinen, feinen Kraftpakete haben aber auch eine antibakterielle und krampflösende Wirkung, sind schweiß- und harntreibend und hilfreich bei Wassereinlagerungen. Sie helfen gegen Durchfall und bei Nieren- und Venenproblemen.

Reich an Omega-3- und Omega-6-Fettsäuren halten sie den Cholesterinspiegel auf gesundem Niveau, entlasten den Herzmuskel und die Blutgefäße und schützen vor Arteriosklerose.

Das enthaltene Eisen ist hilfreich bei Anämie. Phosphor verhindert Osteoporose und stärkt die Knochen. Magnesium tut den Nerven gut.

Doch nicht nur die Beere selbst, sondern auch die Blätter und Wurzeln werden, als Tee, Pulver, Öl oder einfach klein geschnitten, gegen viele Krankheiten und Beschwerden eingesetzt. Äußerlich aufgetragen wirken sie antibakteriell bei Verbrennungen und Sonnenbrand und blutstillend bei Wunden. Innerlich stärken sie den Verdauungstrakt und helfen bei Durchfall.

Die Pflanze wirkt entgiftend bei Nierenentzündungen, Harnwegsinfekten und Nierensteinen. Und auch bei Gicht und Rheuma sagen Naturmediziner der Moltebeerenpflanze eine große Wirksamkeit nach.

Dazu sind die Wunderbeeren auch noch reich an Antioxidantien und werden daher gern in Anti-Aging-Produkten eingesetzt. Moltebeeren versorgen die Haut mit Feuchtigkeit, schützen vor dem Austrocknen, glätten Fältchen und versprechen so einen strahlenden Teint. Beliebt sind sie vor allem bei skandinavischen Frauen als Mus und Öl, auch in der Haarpflege.

So vielseitig die wundervollen Moltebeeren sind, so schwierig ist es, frische Früchte zu kaufen. Wenn man Glück hat, findet man sie vielleicht in dem ein oder anderen Laden in Lappland. Gefroren werden die Beeren jedoch häufiger angeboten, und natürlich als *Hjortronsylt,* die beliebte Marmelade. Wobei der Anteil Beeren im Verhältnis zum Zuckeranteil oft stark variiert. Hier gilt: Je flüssiger die Konsistenz, desto fruchtiger schmeckt das Hjortronsylt.

Nebenbei:
In Skandinavien ziert die Moltebeere auch Briefmarken.

Wissenswertes:
Die Moltebeere ist launisch. Üppig blühende Moltebeerenpflanzen sind trügerisch und versprechen nicht immer eine reiche Ernte. Bei frostigen Nächten in der Blütezeit bilden sich schnell keine Beeren mehr. Zudem sind die Beeren sehr weich und druckempfindlich und müssen behutsam gepflückt werden. Sie vertragen keinen Transport und können nicht lange gelagert werden. Das macht sie kostbar und teuer und weltweit zur Delikatesse.

Mein ganz persönlicher Tipp:
Man kann auch unreife, noch rote Beeren ernten. In der warmen Sonne reifen sie schnell nach und bekommen die typische Farbe. Ich habe hinter dem Haus Fliegengitter, auf denen ich die Beeren ausbreite. So bekommen sie von allen Seiten die nötige Wärme und Licht.

Dies und das:
Angeblich lieben Braunbären Moltebeeren. Sie legen bereitwillig große Entfernungen zurück, um sich an den Früchten zu laben. Ich kann sie gut verstehen. Sie müssen aber keine Angst beim Pflücken haben, denn Bären sind scheu. Und sollten Sie tatsächlich doch einmal einem begegnen: Klappern Sie mit Ihrem Gepäck und singen Sie laut. Das vertreibt die Tiere ganz schnell – auch wenn leckere Moltebeeren in der Nähe wachsen.

Hätten Sie es gewusst?
Die nordische Beere hat viele Namen. Sie wird auch Multebeere, Multbeere, Torfbeere oder Sumpfbrombeere genannt. Im Englischen taucht sie als Cloudberry, Yellow-Berry oder Nordic Berry auf.

BROMBEEREN

Die dornenreichen Wirkstoffbomben

Beeren machen glücklich. Auf meiner letzten großen Fernwanderung, dem Continental Divide Trail längs durch die USA, habe ich es erlebt. Genauer, in Wyoming. Ich hatte einen dieser berühmten *bad days,* die jeder Long-Distance-Wanderer kennt. Dauerregen, dazu eine unangenehme Kälte, beschwerliche Wege und eine Schwermut, die sich immer mal wieder auf so einer Tour einstellt. Es ist eine Mischung aus Überforderung, Heimweh, Wehmut und irgendetwas, das man nicht erklären kann. Ich war müde, erschöpft, in *bad mood,* wie die Amerikaner sagen. Acht Stunden Trip, ein schmerzendes Knie und eine an diesem Tag drückende Einsamkeit. Ich hätte jemanden zum Reden gebraucht, aber es war niemand da, vermutlich nicht eine Menschenseele im Umkreis von 50 Kilometern. Und dann, ich hatte gerade mein Zelt fertig aufgestellt, entdeckte ich sie: saftig-pralle, dunkellila glänzende Brombeeren, die in Hülle und Fülle verführerisch im warmen Abendlicht schimmerten. Es war wie Weihnachten und Geburtstag zugleich und ich bin wie von einem unsichtbaren Band gezogen auf den üppig gewachsenen Busch zugegangen und habe voller Freude die Beeren gepflückt. Ich habe sie nicht etwa einfach in den Mund gesteckt, nein, nein, ich wollte etwas davon haben. Ich habe sie in meinem kleinen Töpfchen gesammelt und später im Zelt ganz bewusst genossen. Jede Beere war eine Streicheleinheit für meine Seele. Als ich mit wohlig gefülltem Magen eingeschlafen bin, fühlte ich mich innerlich warm und zufrieden. Danke, ihr tollen Beeren!

HINTERGRUND UND EIN BISSCHEN DRUMHERUM

Unwissentlich habe ich die süßsäuerlich schmeckende Brombeere in ihrer Heimat entdeckt, denn sie stammt aus Nordamerika und ist dort unter dem Namen Blackberry oder Bramble sehr beliebt. Man findet sie

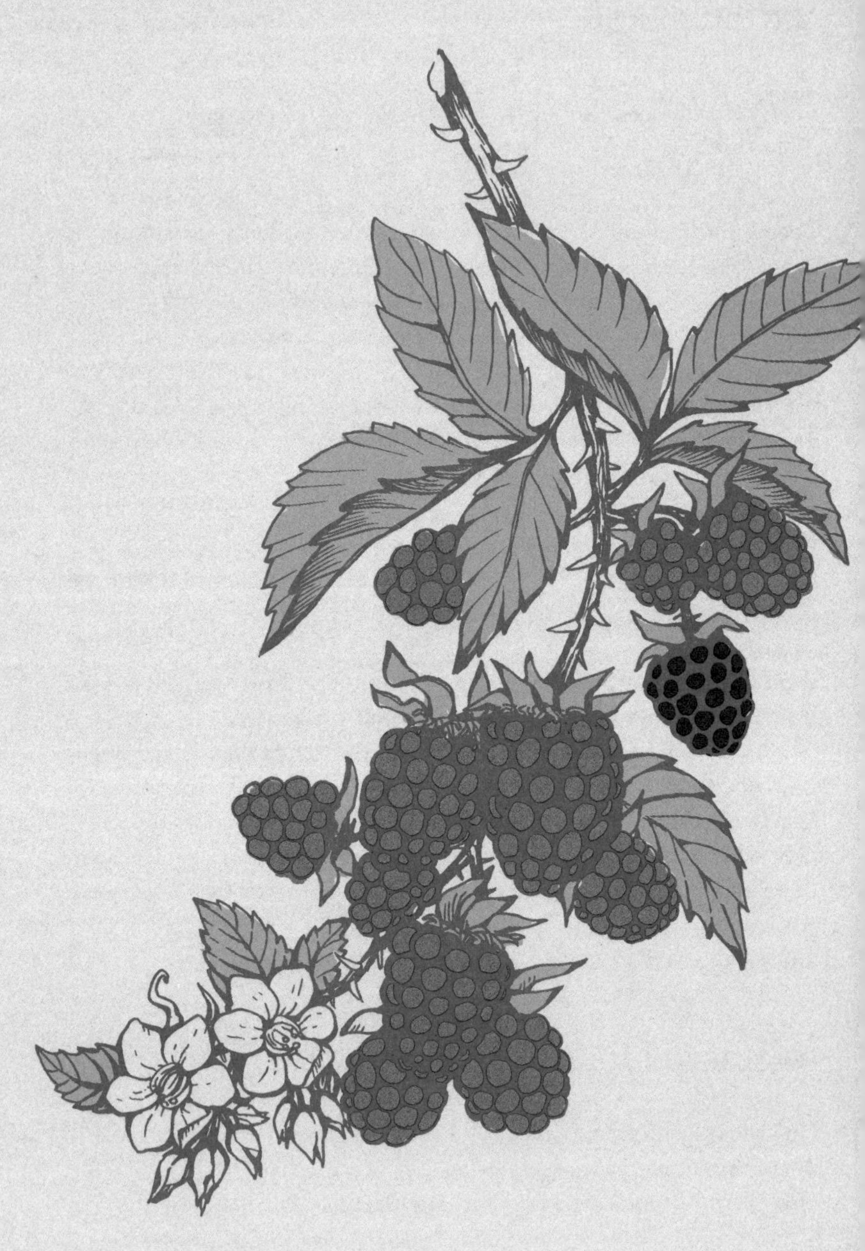

in den gemäßigten Klimazonen der Nordhalbkugel an Waldwegen und auf Lichtungen, sehr oft auch in Gärten. Aber Brombeeren können auch auf Bäumen wachsen. Wenn Brombeersträucher gut gedeihen, klettern sie meterhoch an Bäumen hinauf. Botanisch betrachtet sind die bis zu 3 Meter hohen Sträucher Rosengewächse, die Beeren wiederum gehören zu den Sammelsteinfrüchten. In der griechischen Antike waren sie als Heilpflanze beliebt und wurden bei Magen-Darm-Problemen genutzt. Der griechische Arzt Pedanios Dioskurides beschreibt schon im 1. Jahrhundert n. Chr. ausführlich die Wirkung der Brombeerblätter. So gebrauchte man die jungen Sprosse bei Durchfall und Blutungen und kaute die jungen Blätter zur Kräftigung des Zahnfleischs. Hildegard von Bingen empfahl einen Brombeerblätter-Trank bei Bronchitis und Husten.

Rund um die Brombeere ranken sich aber auch viele Sagen und Geschichten. So kann man von Krankheiten geheilt werden, wenn man unter den Zweigen eines Brombeerstrauchs hindurchkriecht. Autsch! Angeblich sieht man durch Brombeersträucher auch in die Welt der Hexen. Nun ja, ein Versuch schadet nichts!

Leider sind die Büsche sehr stachelig und die Beeren dadurch ziemlich unzugänglich. Ich erinnere mich noch gut an meine zerkratzten Arme als Kind. Aber die Versuchung war immer zu groß. Es lohnt sich einfach, sie zu ernten. Und es kommen immer mehr Menschen auf den Geschmack. Die Anbauflächen als Kulturpflanze wachsen nämlich ständig. Dabei setzt man seit einiger Zeit auf die stachellosen Zuchtformen.

SO WIRKT DIE BROMBEERE

Die Brombeere gehört zu den ältesten Heilpflanzen; ihre Beeren und Blätter werden bei den unterschiedlichsten Beschwerden eingesetzt.

Denn die lila Früchte sind wahre Vitaminwunder, reich an Ballaststoffen und ein Booster für das Immunsystem.

Bemerkenswert ist der sehr hohe Anteil des Provitamins A. Daher sind Brombeeren gut für die Augen und die Nerven, aber auch für den Schutz der Schleimhäute, was gerade in der kühlen Jahreszeit wichtig ist. Dazu

kommt viel Eisen und Magnesium, was sich positiv auf Knochen und Bindegewebe auswirkt. Übrigens decken schon 125 Gramm den täglichen Bedarf eines Erwachsenen an Magnesium.
Die Blätter haben einen hohen Gerbstoffanteil, sind adstringierend und entzündungshemmend und lassen sich frisch oder getrocknet leicht als Tee oder Tinktur nutzen. Sie helfen bei Fieber, Durchfallerkrankungen und entzündeten Schleimhäuten in Mund und Rachen. Häufig wird der Tee auch zur Blutreinigung bei Hautausschlägen eingesetzt. Seit einiger Zeit sagt man in der Naturheilkunde Brombeerblättern eine blutzuckersenkende Wirkung nach. Deshalb setzt man sie erfolgreich bei Diabetes ein.

Es gibt – vermutlich – über 2000 Brombeerarten!
Es soll über 2000 Arten von Brombeeren allein in Europa geben. Die Brombeersträucher kreuzen sich einfach immer wieder untereinander. Da behalten selbst Botaniker nicht den Überblick.

Mein persönlicher Tipp:
Ich nutze Brombeertee gern, um die Haut zu entspannen und zu heilen. Es klappt bei Mückenstichen, Sonnenbrand und Hautreizungen aller Art. Statt einen Tee zuzubereiten, kann man kleine Kratzer, die man sich beim Sammeln zuzieht, auch direkt mit den gesammelten Beeren behandeln.

Wissenswertes:
Lassen Sie Beeren, die direkt an Straßen wachsen, lieber hängen. Sie nehmen Schadstoffe von den Abgasen der Autos auf. Das sollten Sie sich nicht antun!

Dies und das:
Wer Teemischungen liebt, kann Brombeerblätter wunderbar als Aromakick zugeben. Das feine Aroma verträgt sich mit allen Geschmacksrichtungen und gibt allem eine besondere Note.

ERDBEEREN

Kleine Sünden für das Immunsystem

Zu meinen schönsten Kindheitserinnerungen gehören die Familienausflüge auf ein Erdbeerfeld in der Nachbarschaft unserer Heimatgemeinde Uetendorf. Ausgestattet mit Eimerchen sind Mutti, Vati, meine Schwester Käthi und ich losgestiefelt, mit reichlich Appetit auf die leckeren Früchte und dem großen Ehrgeiz, die meisten Früchte in der Familie zu pflücken. Auf dem Feld haben wir genascht, gekichert und Mutti hat uns schon den Mund wässerig geredet mit ihren Planungen. Sie würde uns dazu eine leckere Vanillesauce kochen oder einen ihrer wunderbaren Tortenböden damit belegen. Zurück zu Hause erwarteten uns deshalb auch viele Stunden der Zubereitung von Marmelade, Saft und Erdbeermus, das wir den ganzen Winter zu allen möglichen Back- und Süßspeisen bekommen haben. Ich habe so viel in Töpfen gerührt und in Flaschen abgefüllt, dass ich es im Schlaf nachmachen konnte. Übrigens waren Erdbeeren schon damals auch ein Bestandteil unserer Hausapotheke. Im Sommer hat uns Mutti frische Erdbeeren auf Schürfwunden gelegt, im Winter die Wunden mit Mus betupft. Und das war später auch die absolute Wunderwaffe gegen unsere Pubertätspickel.
In meiner zweiten Heimat Skandinavien sind die leckeren Früchte sehr häufig in den Gärten zu finden. Ich habe einige auf meinem Grundstück. Die Ernte ist aufgrund des nicht ganz optimalen Klimas überschaubar, aber die Erinnerung an meine herrliche Jugend tut gut.

HINTERGRUND UND EIN BISSCHEN DRUMHERUM

»Die Erdbeere ist rot wie die Liebe und süß wie die Sünde«, ist eine beliebte Beschreibung der leckeren Frucht. Entsprechend ranken sich allerlei Mythen um die Beere. In Literatur und Film gilt sie als Sinnbild erotischen Begehrens und der Verführung. So erfreuen sich beispiels-

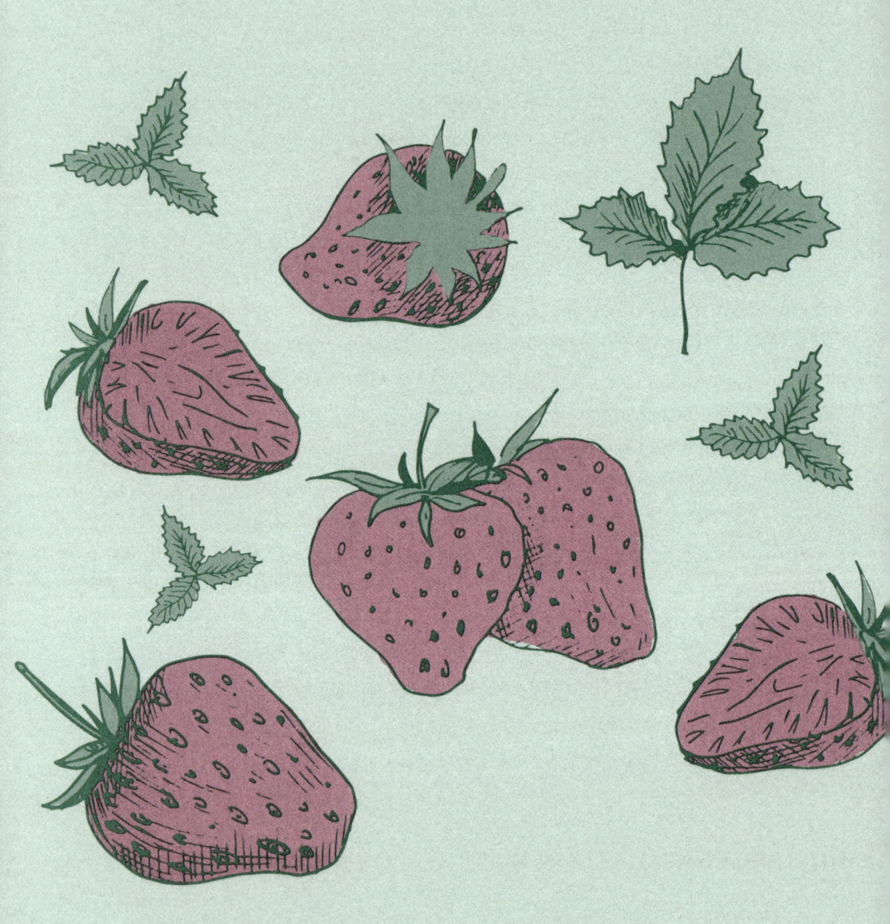

weise Mickey Rourke und Kim Basinger in *9 ½ Wochen* an der Frucht, bis sie sich lustvoll finden.
Darüber hinaus gelten Erdbeeren seit Jahrtausenden als Heilmittel und haben einen festen Platz in vielen Hausapotheken. Für zahlreiche Kulturen gibt es historische Belege für die Nutzung von Walderdbeeren. In der Antike waren sie wegen der heilenden Wirkung bei Leber- und Gallenleiden sehr populär. Im Mittelalter baute man sie großflächig in Klostergärten an, obwohl Hildegard von Bingen sie wegen der Bodennähe nicht schätzte: »Sie taugen weder dem gesunden noch dem kranken Menschen zum Essen, weil sie nahe an der Erde wachsen und weil sie sogar in fauliger Luft wachsen.« Später war dickflüssiges »Erdbeer-Wasser« zur Herzstärkung beliebt. Der berühmte schwedische Botaniker Carl von Linné glaubte, mit riesigen Erdbeermengen seine Gicht kuriert zu haben. Pfarrer Sebastian Kneipp empfahl die Beere Menschen nach Operationen und Schicksalsschlägen zur Immunstärkung. Übrigens wurde erst Mitte des 18. Jahrhunderts unsere Gartenerdbeere bekannt und hielt Einzug in die Hausgärten. Heute sind Erdbeeren als Kulturpflanze sehr gefragt und werden weitflächig angebaut. Dabei wird zwischen mehr als 100 Sorten unterschieden.
Botanisch gesehen ist die Pflanze ein Rosengewächs und die Beere eine Sammelnussfrucht. Das bedeutet, dass die kleinen gelblichen Nüsschen (Körner) auf ihrer Oberfläche die Fruchtknoten der Erdbeere sind.

SO WIRKT DIE ERDBEERE

Die Frucht besteht zu 90 Prozent aus Wasser, aber der Rest ist hitverdächtig, denn Erdbeeren sind vollgepackt mit Vitaminen und Vitalstoffen. Der Vitamingehalt ist höher als der von Zitrusfrüchten. Schon 200 Gramm Erdbeeren reichen für den Tagesbedarf eines Erwachsenen an Vitamin C.
Erdbeeren stoppen nachweislich den Alterungsprozess der Zellen, glätten Falten und machen Herz, Hirn und Augen sowie Muskeln leistungsstark. Die Blätter enthalten entzündungshemmende Gerbstoffe und helfen bei Durchfall.

Kalium senkt das Schlaganfallrisiko. Außerdem sagt man ihm eine krebshemmende Wirkung nach.

Erdbeeren senken den Cholesterinspiegel. Es ist erwiesen, dass sie harntreibend wirken und Niere und Leber reinigen.

Regelmäßiges Naschen von Erdbeeren senkt das Risiko für Übergewicht, Diabetes Typ 2, Bluthochdruck und Herz-Kreislauf-Erkrankungen, Augenleiden und Krebs.

Durch den hohen Gehalt an Salicylsäure wirken Erdbeeren lindernd bei Rheuma und Gicht.

Übrigens haben Erdbeeren kaum Kalorien, regulieren das Hungergefühl, ideal für Übergewichtige, und senken den Cholesterinspiegel. Und auch in der Schönheitspflege können sie punkten. Schon Sisi liebte Erdbeermasken.

Die Beeren sind außerdem auch heute noch als Hausmittel bei Leber- und Gallenleiden und Herzerkrankungen populär. Die Blätter dagegen bei Magen-Darm-Beschwerden wie Durchfall und chronischen Entzündungen wie Rheuma. Sie wirken auf die Niere und unterstützen die Blasentätigkeit.

Und damit nicht genug: Erdbeerblättersud ist hilfreich bei Halsschmerzen und auch bei offenen Wunden und Akne. Allerdings haben die Blätter der Erdbeerpflanze kein Erdbeeraroma, sondern schmecken herb und wenig verführerisch.

Wichtig:
Neue Forschungen sagen, dass in den Nüsschen der Erdbeere reichlich Antioxidantien stecken. Daher sollte man bei der Herstellung von Mus kein Sieb benutzen.

Dies und das:
Erdbeeren sind häufig pestizidbelastet. Deshalb achte ich speziell bei Erdbeeren auf Bioqualität oder nehme vorsichtshalber gleich Pulver oder Tiefkühlbeeren in Bioqualität.

Mein persönlicher Tipp:
In Finnland sind Erdbeeren zur Unterstützung des Langzeitgedächtnisses besonders bei älteren Menschen beliebt. Und tatsächlich konnte ein positiver Effekt der Frucht auf das Gedächtnis bestätigt werden.

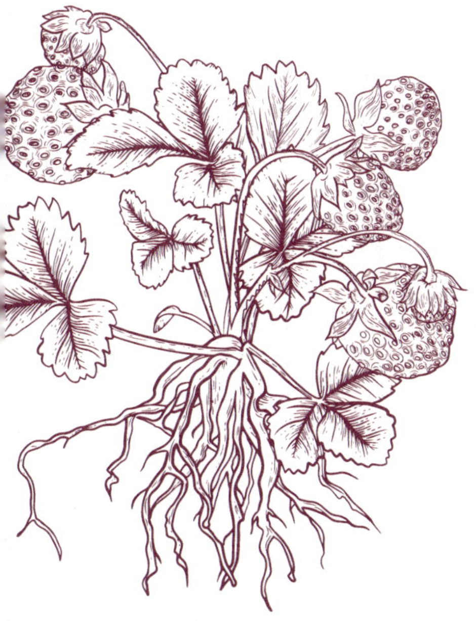

HIMBEEREN

Die sommerleichten Fitmacher mit der Harmoniefarbe

»Ich mache mir jetzt einen Himbeerblättertee und nasche eine Schale mit frischen Beeren«, meinte meine Mutter vor knapp 50 Jahren. Warum ich mich noch so genau daran erinnere? Weil die Situation sehr speziell war. Denn meine Mutter war mit meiner Schwester Käthi hochschwanger und hatte in der Küche gerade die ersten Wehen bekommen. Mein Vater war entsprechend aufgebracht und wollte so schnell wie möglich mit ihr in die Klinik. Doch sie dachte gar nicht daran, sich von seiner Hektik anstecken zu lassen, sondern kochte sich den besagten Tee, nippte genüsslich daran und steckte sich dazu ganz entspannt aufgetaute Beeren in den Mund. Damals habe ich das für eine Heißhungerattacke auf Himbeeren gehalten und erst Jahre später erfahren, dass Mutti sich dabei etwas gedacht hat. Als leidenschaftlicher Fan von Naturmedizin wusste sie, dass Himbeerblätter eine lange Tradition in der Geburtshilfe haben. Sie wirken sowohl wehenfördernd als auch entkrampfend. Und wie es Hebammen auch heute noch empfehlen, hatte sie sich bereits in den letzten Schwangerschaftswochen mit Tee aus Himbeerblättern auf eine sanfte und schmerzarme Geburt vorbereitet. Auch in Skandinavien ist der Himbeerblättertee in der Frauenheilkunde beliebt. Ich habe den Tee jahrelang zur Zyklusregulierung und bei Menstruationsschmerzen getrunken. Wirkt super!

HINTERGRUND UND EIN BISSCHEN DRUMHERUM

Die Himbeere war bereits in der Antike ein Star und kam bei Magen- und Darmerkrankungen und zur Stärkung des Immunsystems zum Einsatz. In der Klostermedizin wurde Himbeerblättertee gegen Durchfall und zur Entspannung des Verdauungstrakts verabreicht. Hildegard

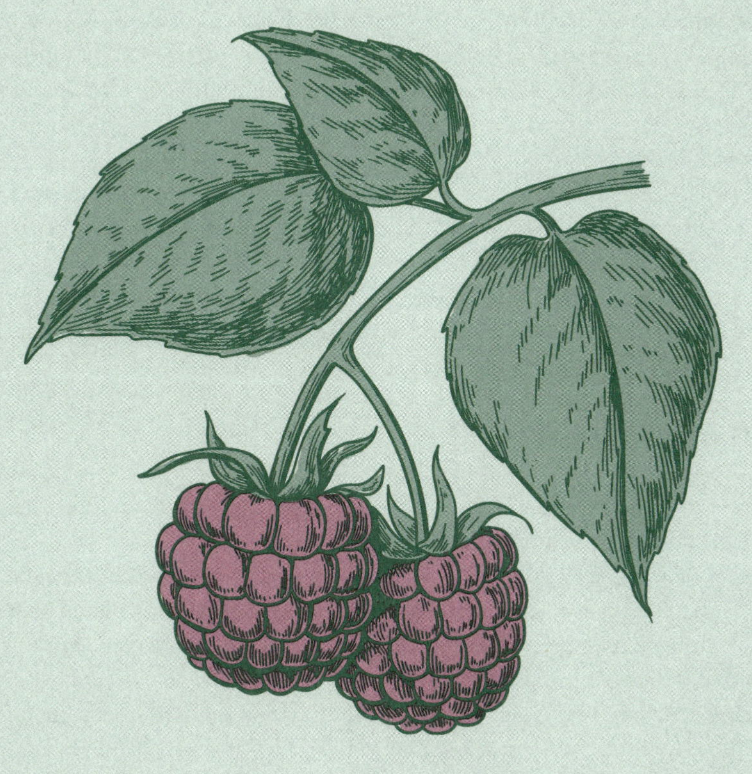

von Bingen empfiehlt Himbeerwasser beziehungsweise Saft mit Galgant, ähnlich dem Ingwer, bei Fieber und Erkältungskrankheiten. Außerdem hat man die Himbeerblätter im Mittelalter zum Räuchern verwendet, um böse Geister zu vertreiben. Zum Schutz ihrer Liebe haben sich Verliebte Himbeeräste geschenkt. Denn die frischen Beeren ziehen angeblich das Glück an. Das lässt sich doch leicht ausprobieren!
Die Himbeere gehört zur Familie der Rosengewächse. Sie wächst an ein bis zwei Meter hohen Sträuchern mit stachelreichen Zweigen. Aus botanischer Sicht ist die Himbeere keine Beere, sondern eine Sammelsteinfrucht. Sie kommt vor allem an Waldrändern und auf Lichtungen vor, wird aber auch häufig im Garten gepflanzt. Schon vor 400 Jahren wurde sie kultiviert.
Unter anderem in Russland wird sie großflächig angebaut. Aufgrund ihrer Empfindlichkeit werden Himbeeren meistens mit der Hand geerntet. Das erklärt auch den recht hohen Preis. Während aus den Blättern der Himbeere der schon beschriebene wunderbare Tee hergestellt werden kann, wird aus den Samen ein gehaltvolles Öl gewonnen.

SO WIRKT DIE HIMBEERE

Die Himbeere hat eine entzündungshemmende Wirkung und hilft bei Durchfall oder Darmentzündungen. Durch den hohen Gehalt an Vitamin C stärken die Früchte außerdem das Immunsystem, bekämpfen die Infektanfälligkeit und helfen zum Beispiel bei der Vorbeugung von Erkältungen. Der hohe Vitamin-B-Gehalt beruhigt die Nerven. Anthozyane lindern Rheumabeschwerden.
Himbeeren sind reich an Vitamin E und können deshalb in der Hautpflege eingesetzt weden; sie helfen bei der Heilung von Wunden und schweren Hautleiden wie einer Gürtelrose oder Neurodermitis.
Himbeerblätter sind entzündungshemmend, blutreinigend und fiebersenkend und wirksam gegen Beschwerden des Verdauungssystems und bei Herz-Kreislauf-Problemen.
Die Himbeere ist darüber hinaus eine wichtige Heilpflanze für Schwangere: Ein Tee aus Himbeerblättern soll in den letzten Wochen der

Schwangerschaft und für die Geburt hilfreich sein, um die Wehen leichter ertragen zu können. Da Himbeeren keinen hohen Kaloriengehalt haben, eignen sie sich bei Diäten.

Mein ganz persönlicher Tipp:

Himbeeren gedeihen auch im Topf gut, man kann sie also sogar auf dem Balkon anbauen! Da sie Flachwurzler sind, braucht man keinen tiefen Kübel.

In der Polarkreisregion kann ich leider nur kurze Zeit frische Himbeeren ernten. Ich friere die Beeren deshalb ein beziehungsweise trockne sie.

Dies und das:

Eine amerikanische Studie belegt, dass Himbeeren das Risiko, an Parkinson zu erkranken, deutlich senken. Die Teilnehmer, die häufig Himbeeren aßen, erkrankten um 40 Prozent weniger. Ursächlich ist der hohe Gehalt an Anthozyanen in den Beeren, da diese sekundären Pflanzenstoffe eine schützende Wirkung auf die Nerven haben.

Hätten Sie es gewusst?

Himbeersamenöl ist ein fantastisches Anti-Aging-Serum. Ich mache es selber mit Olivenöl und verwende es als Gesichtspflege, gerade im eisigen Winter, wenn die Haut sehr stark beansprucht wird.

HOLUNDERBEEREN

Mystische Virenkillerinnen

In der Mittsommernacht wird es in Schweden spannend, denn in dieser legendären Nacht fällt der Schleier zwischen den Welten. Der Sage nach kann man sich dann unter einen Holunderbaum setzen und das Tor zur Unterwelt entdecken. Durch die Nähe zu dem Mystischen richtet man seinen Blick nach innen und denkt intensiv über das Leben nach. Der Holunder soll so helfen, sich in andere Welten zu versetzen und Antworten zu bekommen. Ich habe es noch nie versucht, da ich bislang auch ohne die nächtliche Holundersitzung Antworten gefunden habe. Aber wer weiß …

In Skandinavien geht Erkenntnis allerdings auch bequemer, nämlich in Form der berühmten Holunderbeerensuppe. Ihr Genuss bringt der Sage nach Klarheit ins Leben. In Anlehnung daran gibt es bei mir den leckeren Holunderwein. An langen Winterabenden macht er zwar nicht wirklich klar, fegt aber dafür jedes Anzeichen einer herannahenden Erkältung hinweg.

HINTERGRUND UND EIN BISSCHEN DRUMHERUM

Um kaum eine andere Pflanze ranken sich so viele Mythen und Sagen wie um den Schwarzen Holunder, auch Holler oder Holder genannt. Griechen und Römer sahen im Holunder den Sitz der guten Geister. Es hieß, dass die Pflanze deshalb vor Unglück, Krankheit und bösen Geistern schützt. So durfte sie vor keinem Haus fehlen, sollte nicht beschnitten und auf gar keinen Fall beseitigt werden. Wer einen Holunder fällte, konnte von der Unterwelt mit einer Krankheit bestraft werden. Nur wer kräftig um Verzeihung bat, konnte der Strafe entkommen.

Aber die Liste der dem Holunder über die Zeit zugeschriebenen Kräfte

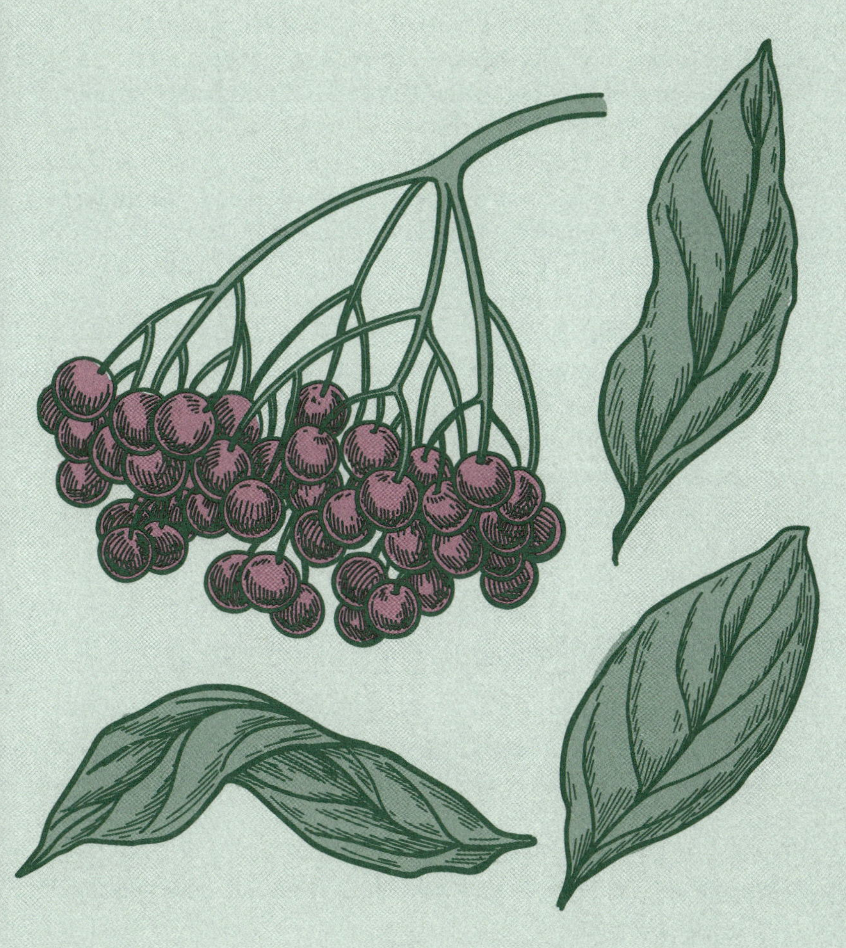

ist noch viel länger: Wurde ein Holunderbusch im Garten krank, war es ein böses Omen, das auf den baldigen Tod eines Familienmitglieds hinwies. Hexen verwandelten sich gern in Holunderzweige, und Holunderholz für Möbel war verpönt. Blühte der Holunder üppig, wurde die Ernte gut.

Bestatter trugen früher etwas Holunderholz bei sich und es gibt Friedhöfe, die bewusst mit Holundersträuchern bepflanzt sind.

Aber man schätzte seit der Antike den Holunder auch als Heilpflanze. Hippokrates empfahl die beerenähnlichen Steinfrüchte als wassertreibendes Mittel, Pedanios Dioskurides legte frische Holunderblätter auf Geschwüre. Im Mittelalter waren Dampfbäder gegen Erkältung beliebt. »Apothekerkästchen des Bauern« nannte man in vielen Gebieten den Holunderstrauch. Sebastian Kneipp empfahl Holunderbeerensaft und Holunderbeerenmus zur Immunstärkung, besonders im Winter in der Erkältungszeit.

Die Pflanze wird bis zu sieben Meter hoch, ist pflegeleicht und gedeiht fast überall. Sämtliche Pflanzenteile, von den duftenden Dolden bis zur Wurzel, sind für Mensch und Tier nützlich: Sowohl die Blüten und Beeren als auch die Blätter und die Rinde spielen in der traditionellen Naturheilkunde eine Rolle. Obwohl umgangssprachlich als Beeren bezeichnet, sind die Holunderbeeren botanisch gesehen Steinfrüchte.

SO WIRKT HOLUNDER

Die schwarz-violett glänzenden Beeren passen perfekt zur Erkältungszeit, denn Holundersaft ist das Fiebergetränk schlechthin. Für mich sind sie richtige Winterwunder, weil sie zudem noch die Abwehrkräfte stärken.

Die Beeren lösen Verschleimungen, regen die Nierentätigkeit an, spülen Giftstoffe aus dem Körper und sind hilfreich bei allen Harnwegsinfekten und Blasenentzündung.

Ähnlich wirken die Blüten. In manchen Regionen nennt man Holunderblütentee deshalb auch »Schwitztee«, weil er die Nieren so richtig durchspült. Die Blüten sind zudem entzündungshemmend und wun-

derbar geeignet bei Erkältungen, Husten und Katarrhen der oberen Luftwege.
Die Beeren lindern zudem Ischias- und Nervenschmerzen und reinigen den Darm. Sie stärken das Herz und wirken sich positiv bei Bluthochdruck aus.
Die Holunderrinde lindert den Juckreiz bei Insektenstichen und hilft bei Schwellungen und akuten Entzündungen. Bei den Wurzeln muss man allerdings Vorsicht walten lassen, denn sie wirken abführend.
Und der Holunder kann noch mehr: In voller Blüte ist der Duft betörend und regt die Hormonproduktion an.
In Öl eingelegt wirken Holunderblüten Wunder bei allen möglichen Hauterkrankungen – direkt aufgetragen oder als Badezusatz für trockene Haut. Innerlich eingenommen hilft das Öl bei Gicht und Nervenerkrankungen wie beispielsweise Irritationen des Trigeminusnervs.
Holundersamenöl verlangsamt den Hautalterungsprozess und wirkt antibakteriell sowie antiviral, es ist entzündungsregulierend, abschwellend und beruhigend. In der Schönheitspflege eingesetzt stärkt und schützt es die Haut und macht sie elastisch.

Dies und das:
Schon die Germanen nutzten Holunderbeeren und Blätter zum Färben von Leder und Textilien sowie der Haare.

Mein persönlicher Tipp:
Holundersirup ist »in«. Ob im Mineralwasser oder Sekt – er gibt Getränken den pfiffigen, aromatischen Kick. Ich liebe ihn auch in purem Wasser!

Wichtig: Holunder als Virenkiller und Bakterienschreck
Holunderbeeren wirken antiviral bei Grippeviren und der bei einer Influenza gefürchteten bakteriellen Infektion, zudem schützen die in ihnen enthaltenen Polyphenole bei Diabetes Typ 2. Die Beere gilt bis heute als eines der besten pflanzlichen Mittel zur Stärkung der Immunabwehr. Da sie antiviral und antibakteriell wirkt, ist sie der Tipp bei grippalen Infekten schlechthin und bringt Erkrankte blitzschnell wieder auf die Beine.

Und noch ein Tipp:
Falsch bewegt? Bei einem Hexenschuss trinke ich morgens und abends ein kleines Glas warmen Holunderbeersaft!

Achtung:
Auch wenn sie noch so verführerisch an den Büschen in der Sonne glänzen – essen Sie die Beeren nicht roh, da sie Blausäure freisetzen können! Magenbeschwerden, Erbrechen und Durchfall können die Folge sein. Auch getrocknet sind sie noch giftig. Erst wenn sie über 80 Grad erhitzt worden sind, kann man sie gefahrlos genießen. Aber nicht aufkochen lassen, denn das geht zulasten des hohen Vitamingehalts.

STACHELBEEREN

Die knackigen Einzelgängerinnen

Ich liebe Stachelbeeren! Sie schmecken süßsauer und durch die dicke Schale sehr speziell. Als Kinder haben wir immer die Augen geschlossen und etwas Mut gebraucht, um kraftvoll hineinzubeißen. Es war ein wohlig-schauriges Geschmackserlebnis. Wir hatten übrigens reichlich Stachelbeersträucher im Garten, die immer eine ungewöhnlich üppige Ernte lieferten. In Schweden bin ich wieder auf die Beere aufmerksam geworden. Man findet sie recht häufig im Süden in den weiten Wäldern. Ich schätze an den Beeren, dass sie die Verdauung in Schwung halten. Hier oben heißen sie übrigens *Krusbär*. Krus heißt auf Deutsch kraus und bezieht sich auf die krausen Blätter, die in Skandinavien gern als Naturheilmittel bei Magen- und Darmbeschwerden genutzt werden. Stachelbeerblättertee ist deshalb seit Jahren auch mein Geheimrezept bei Völlegefühl. Er räumt den ganzen Verdauungstrakt auf, aber schonend und wohltuend. Und wenn ich Büsche bei meinen Touren finde, pflücke ich immer ein paar Blätter, um sie auf meine häufig doch sehr ramponierten und mit Blasen überzogenen Füße zu legen. Socken drüberziehen, eine Nacht im Zelt schlafen und morgens sieht es schon viel besser aus – und die nächsten 30 Kilometer schaffe ich dann spielend.

HINTERGRUND UND EIN BISSCHEN DRUMHERUM

Woher die Stachelbeere genau kommt, ist unsicher. Vermutlich ist sie in Asien heimisch. Aber gesichert ist, dass sie seit dem Mittelalter in ganz Europa wächst und auch »Klosterbeere« genannt wurde.
Der biologische Name der Stachelbeere *Ribes uva-crispa* stammt übrigens aus dem Arabischen. Die Araber verwendeten den Namen Ribes in ihren Heimatländern für Pflanzen, die sie als Heilpflanzen kultivierten. Nach der Eroberung Spaniens gaben sie erst den Johannisbeeren

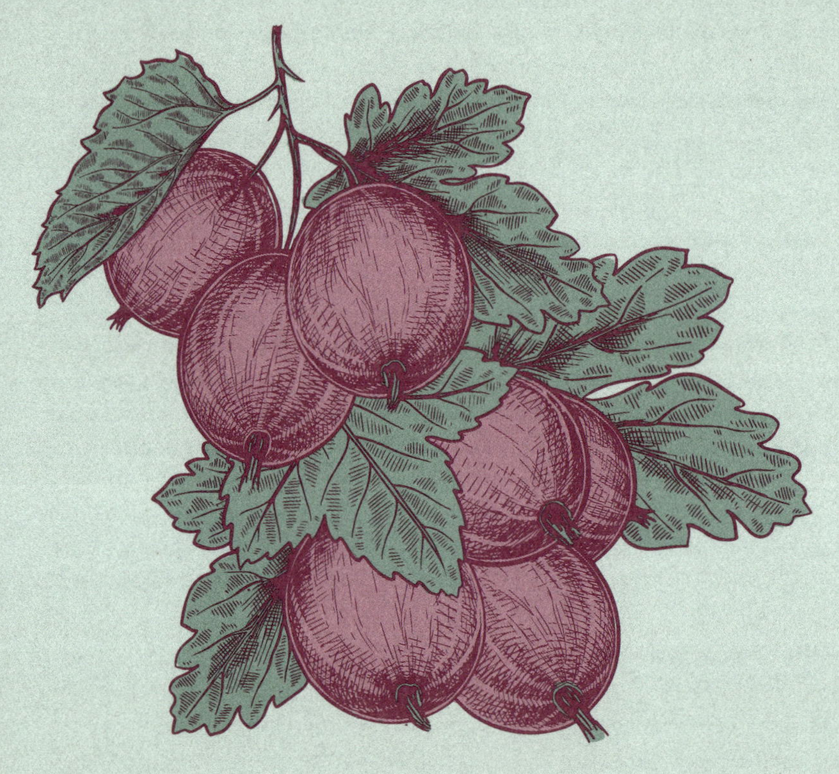

diesen Namen, vermutlich, weil sie auch säuerlich schmeckten. Seit dem Mittelalter erweiterte man den Begriff auch auf die Stachelbeere.
Der Stachelbeerbusch wird bis zu 1,5 Meter hoch, die wild wachsenden Beeren sind erbsengroß, Kulturpflanzen bis zu pflaumengroß. Sie können weiß, gelb bis rot-grün sein und haben im Schnitt einen Durchmesser von bis zu 3 Zentimeter. Sie haben kleine, essbare Kerne und sind mit feinsten, flaumartigen »Härchen«-Stacheln besetzt. Keine Sorge, sie stechen nicht und können problemlos mitgegessen werden. Interessant: Die Pflanze hat gar keine Stacheln, sondern Dornen und müsste eigentlich Dornenbeere heißen. Klingt doch auch gut, oder?
Stachelbeeren sind in der Küche vielseitig einsetzbar. Sie passen sowohl zu süßen als auch zu deftigen Gerichten. Deutschland ist führend im Anbau von Stachelbeeren.
Stachelbeeren haben den Vorteil, dass sie im Kühlschrank recht lange, nämlich bis zu einer Woche, gelagert werden können. Zudem kann man sie prima einfrieren und leicht im Backofen trocknen.

SO WIRKT DIE STACHELBEERE

Sauer macht lustig – und in diesem Fall auch gesund. In der Naturheilkunde wird die Stachelbeere sehr geschätzt. Sie kommt innerlich und äußerlich zur Anwendung.
Die Stachelbeere ist reich an Vitaminen und Mineralstoffen und stärkt daher die körpereigene Abwehr. Sie eignet sich also hervorragend zur Unterstützung in der Rekonvaleszenz. Aufgrund ihres hohen Siliziumgehalts sorgt sie zudem für ein starkes Bindegewebe. Außerdem wirkt die Stachelbeere entgiftend, blutreinigend, appetitanregend, entwässernd und darmreinigend. Die kleinen, essbaren Kerne liefern Ballaststoffe und regen so die Verdauung an. Die Stachelbeere sättigt langanhaltend und kann deshalb hilfreich bei Diäten sein.
Äußerlich findet sie Anwendung bei der Versorgung von Schürfwunden und anderen Verletzungen.
Die Blätter helfen gegen Aphthen und Entzündungen im Mundraum, wirken aber auch appetitanregend und verdauungsfördernd.

Wissenswertes:
Stachelbeerblättertee wirkt harntreibend. Regelmäßig getrunken, kann er den Schutz vor Prostatakrebs erhöhen.

Achtung:
Die Früchte sind essbar und schmecken recht sauer. Weil reife Früchte nach wenigen Tagen verderben, werden aber häufig unreife Stachelbeeren geerntet. Doch Vorsicht! Roh verzehrt führen die unreifen Früchte schnell zu Magenschmerzen. Zudem enthalten sie Stoffe, die sich bei übermäßigem Verzehr schädlich auf die Nieren auswirken können. Allerdings kann man unreife Beeren gut zu Marmelade oder Gelee verarbeiten. Sie haben einen hohen Fruchtzuckeranteil und brauchen – je nach Geschmack – kaum zusätzliche Süße.

Mein ganz persönlicher Tipp:
Ich trockne die gesamte Pflanze inklusive der Beeren ganz sanft im Backofen und kann mir so einen gesunden Vorrat anlegen. Getrocknete Stachelbeeren sind auch im Müsli ein Hit.

Dies und das: Stacheln oder Dornen?
Stacheln sitzen auf der Außenhaut des Stängels. Man kann sie leicht abbrechen. Dornen wachsen aus dem Pflanzenkörper heraus. Die Stachelbeere ist also eine Dornenbeere. Rosen besitzen entgegen unserer Umgangssprache keine Dornen, sondern leicht entfernbare Stacheln. Eigentlich müsste man also statt Dornröschen Stachelröschen sagen.

JOHANNISBEEREN

Köstliche Kraftkugeln

Meine Zuneigung zu Johannisbeeren begann mehr als zögerlich. Meine Mutter liebte Johannisbeersaft und nach der gemeinsamen Ernte war es unsere Aufgabe, die Früchte vorzubereiten. Das bedeutete, wir Kinder mussten sie »strüpfeln«, wie man in der Schweiz sagt, das heißt, die Beeren von den Stielen zupfen. Die Stimmung war im besten Fall gelangweilt. Ganz anders heute: Ich strüpfele auch jetzt noch Beeren, genieße es aber sehr, weil ich dabei meine Gedanken schweifen lasse, zur Ruhe komme und der Natur und seinen Schätzen ganz nah bin. Und: Ich freue mich auf das Ergebnis! Denn wie wirksam Johannisbeersaft ist, habe ich mein ganzes Leben lang gespürt. Besonders die Power der dunklen Früchte ist ein Klassiker in meiner Naturapotheke. Ich habe seit Jahren Arthrose im Knie und halte die Beschwerden mit einem Saft aus den schwarzen Beeren gut unter Kontrolle. Meine schwedische Freundin schwört auf Mus von Schwarzen Johannisbeeren bei Migräne. Kleiner Wermutstropfen in meinem Beerenglück: Nach einer wilden Schwarzen Johannisbeere muss man schon lange suchen. Aber das tue ich ja richtig gern.

HINTERGRUND UND EIN BISSCHEN DRUMHERUM

Johannisbeeren sind beliebte Klassiker unter dem Beerenobst. Die Pflanze gehört zu den ältesten Heilpflanzen der traditionellen Medizin und spielte in den Klostergärten des Mittelalters eine wichtige Rolle. Damals nannte man die Johannisbaumpflanze übrigens »Gichtbaum«, weil Beeren und Blätter sehr entschlacken.

Hildegard von Bingen hatte einen weiteren Aspekt erkannt; sie lobte die Fähigkeit der Beere, die Wirkung anderer Heilkräfte zu verstärken.

Johannisbeeren sind Strauchgewächse, die bis zu 3 Meter in die Höhe

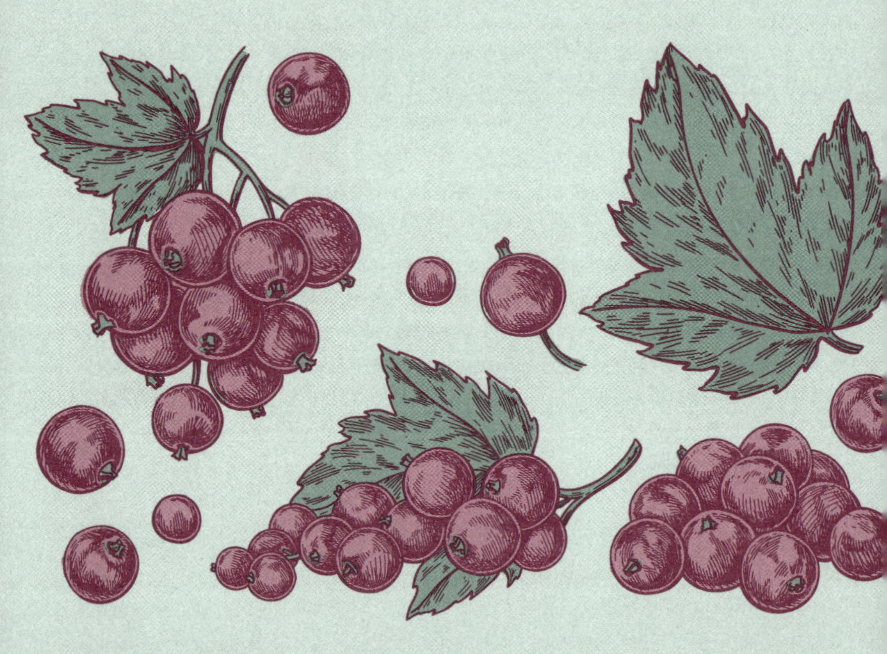

wachsen können, und gehören botanisch gesehen zu den Stachelbeergewächsen. Die große Sortenvielfalt entstand durch Kreuzungen wilder Johannisbeeren und so werden heute neben den Roten, Schwarzen und Weißen Johannisbeeren auch rosafarbene angebaut.
Der deutsche Name ist leicht erklärt. Johannisbeeren reifen Ende Juni, rund um den Geburtstag von Johannes dem Täufer, und wurden nach ihm benannt. Die Johannisbeerenernte beginnt traditionell daher am Johannistag.
Aber wissen Sie, dass die Johannisbeere mit ihrem lateinischen Namen Ribes rubrum nach dem Rharbarber benannt wurde? Beide Pflanzen haben den gleichen Namen, sind aber nicht miteinander verwandt. Die Geschichte ist spannend. Die Araber nutzten den Rhabarber als Heilpflanze. Mit der Eroberung der Iberischen Halbinsel fehlte ihnen der Rhabarber und sie nutzen stattdessen angeblich die Johannisbeere. Allerdings fehlt der Beweis, dass es die Rote Johannisbeere zu der Zeit schon in Spanien gab. Viele Quellen deuten darauf hin, dass sie erst später angebaut wurde und wegen ihres säuerlichen Geschmacks den Rhabarber ersetzte.
Auf jeden Fall hat der Botaniker Simón Januensis die Beere nach dem Rhabarber benannt, weil sie ähnlich säuerlich und gesund ist.
Am populärsten sind die Roten Johannisbeeren. Sie schmecken recht säuerlich. Die weißen Beeren sind etwas milder gezüchtet. Die schwarzen Beeren sind größer und gelten als besonders gesund, da sie das meiste Vitamin C enthalten, schmecken aber wesentlich herber und teilweise sogar etwas bitter. Deshalb landen schwarze Beeren selten auf dem Teller, sondern werden eher als Heilmittel verwendet oder zu Saft, Marmeladen und Likör verarbeitet.

SO WIRKT DIE JOHANNISBEERE

Auch Johannisbeeren sind Vitaminbomben, wobei das Vitamin C besonders herausragt. In den schwarzen Beeren steckt viermal mehr Vitamin C als in der gleichen Menge Zitronen. Es reicht eine kleine Portion, um den Tagesbedarf zu decken. Doch die gesunden Beeren versorgen

den Körper auch mit vielen weiteren wertvollen Vitaminen und Mineralstoffen.
Der hohe Wert an Vitamin C und Eisen stärkt das Immunsystem und beugt Eisenmangel vor.
Die Blätter der Schwarzen Johannisbeere enthalten harntreibende, entzündungshemmende und schmerzlindernde Wirkstoffe, sie werden als Heilmittel bei rheumatischen Beschwerden eingesetzt und bei Harnwegsbeschwerden.
Die Früchte aller Beeren sind neben dem Vitamin C auch reich an B-Vitaminen und Mineralstoffen und werden als Stärkungsmittel bei Fieber und Erkältungskrankheiten angewendet. Auch bei Lungenentzündung wirken sie unterstützend.
Die Kerne enthalten mehrfach ungesättigte Omega-6-Fettsäuren und helfen bei Entzündungen. Vor allem bei Hauterkrankungen wird Johannisbeersamenöl empfohlen. Interessant bei der äußerlichen Anwendung: Trockene und reife Haut, sogenannte Knitterhaut, wird geschützt und sichtbar gemildert, bei fettiger und unreiner Haut mildert das Öl Entzündungen.

Wissenswertes:
Rote, Weiße und Schwarze Johannisbeeren unterscheiden sich nicht nur optisch, sondern auch im Geschmack. Bei der Roten Johannisbeere überwiegt der säuerliche Geschmack, wohingegen die weißen Beeren eher süßlich sind. Die schwarzen Beeren weisen stattdessen zumeist einen herb-aromatischen Geschmack auf.

Wichtig:
Die Schwarze Johannisbeere können Sie erschnuppern. Die blau-violetten Blüten werden häufig in der Parfümindustrie eingesetzt, sie geben Parfüms ein fruchtiges Aroma. Den Extrakt kann man aber auch selbst herstellen und als Duftstoff nutzen. Die Blüten der Roten Johannisbeere dagegen verströmen keinen Duft.

Mein ganz persönlicher Tipp:
Am besten wirken die Blätter, wenn sie während oder kurz nach der Blüte gesammelt und anschließend getrocknet werden. Mir hilft Johannisbeerblättertee bei Blasenentzündungen.

Dies und das:
Je mehr Sonne, desto größer und süßer werden die Johannisbeeren. Steht die Pflanze im Halbschatten, merkt man das sofort an der Ernte. Die Beeren sind dann kleiner und schmecken säuerlicher.

Hätten Sie es gewusst?
Häufig wird als Kennung der Schwarzen Johannisbeere auch die französische Bezeichnung *Cassis* verwendet. Berühmt ist der gleichnamige Likör, aber auch Marmeladen, Gelees, Desserts und Bonbons. In der Küche gilt Cassismus als Klassiker unter den Süßspeisen, es passt aber auch zu deftigen Gerichten.

SANDDORNBEEREN

Die Zitronen des Nordens und meine geliebten orange-goldenen Energiemurmeln

Sanddorn schubst an! Als ich mit dem Rad von der Schweiz Richtung Lappland gefahren bin, habe ich an meinem ersten Tag in Südschweden meine Beine nicht mehr gespürt. Puh! Nach fast 1500 Kilometern war ich erschöpft und brauchte dringend eine Pause. Ich habe mir dann an einem dieser herrlichen Fjorde eine kleine Hütte gemietet und abends in einem Tante-Emma-Laden einige Lebensmittel eingekauft. Es gab dort frische Sanddornbeeren! Damals bekam ich den Tipp, mir daraus leckeren Sanddorntee aufzubrühen. Einfach einen Teelöffel Beeren mit 200 Milliliter kochendem Wasser übergießen, zehn Minuten ziehen lassen und den Tee warm genießen.

Der Tee war so lecker, dass er mich die ganze restliche Tour begleitet hat. Ich habe die Sanddornbeeren in einem Beutel aufbewahrt und mir daraus auf der Reise in den Norden immer wieder den wunderbar stärkenden Tee bereitet. Die Beine strampelten nun quasi wie von selbst. In Lappland wächst übrigens wenig Sanddorn. Aber gefrorene und getrocknete Beeren habe ich immer zu Hause. Sie bringen mich gesund und munter durch den Winter. Ich kann mich eigentlich gar nicht an die letzte Erkältung erinnern.

HINTERGRUND UND EIN BISSCHEN DRUMHERUM

Die orange-goldenen Kullerbeeren stammen ursprünglich aus Nepal und haben schnell einen Siegeszug um die ganze Welt geschafft. In der traditionellen tibetischen Medizin schätzt man die Pflanze zur Stärkung der Abwehrkräfte, für die Fitness sowie zur Linderung von Hautkrankheiten. In der Antike soll man Blätter des Sanddornstrauchs unter das

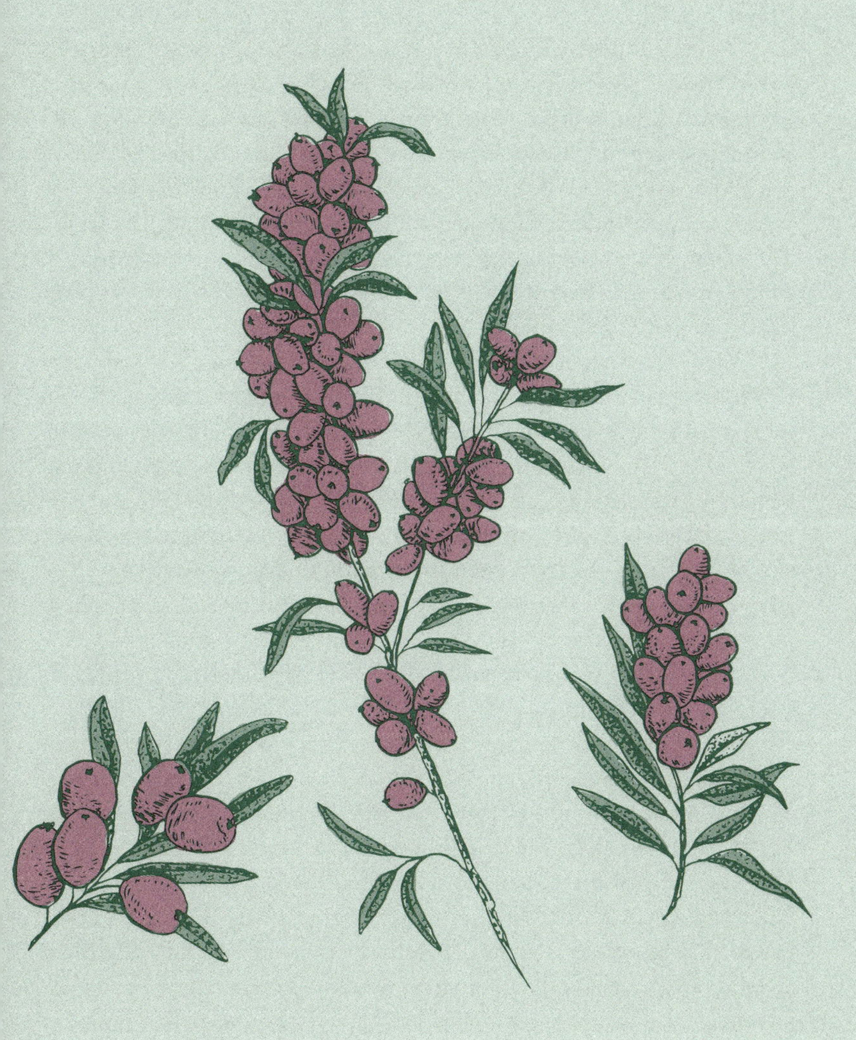

Futter der Pferde gemischt haben, damit sie ein seidig glänzendes Fell bekommen. Der griechische Begriff für Sanddorn *Hippophae* greift das auf – hippo für Pferd und phaes für glänzend. Sanddorn gilt aber auch als ein Symbol für Vitalität und Widerstandskraft. Dschingis Khan und seine Krieger sollen sich deshalb mit den kraftspendenden Beeren eingedeckt haben, bevor sie in den Kampf preschten. Im Mittelalter hatte Sanddorn in der Klostermedizin einen festen Platz zur Stärkung des Immunsystems und als Infektbekämpfer in der kalten Jahreszeit. Später galt er als wirksames Mittel zur Bekämpfung von Pilzinfektionen.

Sanddorn, in manchen Regionen auch Sandbeere genannt, hat seinen deutschen Namen vermutlich von dem Sand der Küstenregionen, in denen er üppig wächst. Die Pflanze ist stark verwurzelt und ist so vor dem kräftigen Wind an den Küsten geschützt.

Aus botanischer Sicht sind die Beeren übrigens Nüsse. Sie sind echte Kraftpakete, an die man allerdings gar nicht so leicht rankommt. Denn sie sind in dem bis zu fünf Meter hohen, prächtigen Strauch mächtig geschützt – mit spitzen Blättern und Dornen. In vielen Kulturen galt Sanddorn deshalb lange als magische Pflanze. Sanddornzweige an Fenstern und Türen schützten angeblich vor bösen Geistern und dem Bösen an sich, da die kräftigen Dornen kaum zu durchdringen waren.

Aber zurück zu den Beeren: Wie isst man Sanddorn? Roh schmeckt er nur wenigen. Die Beeren sind sauer. Aber er lässt sich wunderbar verarbeiten, in Form von Sanddornsaft, Mus, Tee, Sanddornöl, Marmelade oder Gelee und Sirup.

Außerdem wird aus Sanddorn auch gern Fruchtpulver hergestellt. Als Basis dienen meist Beeren aus Ökoanbau, die in einem Spezialverfahren zu ultrafeinem Pulver verarbeitet werden. Grob gerechnet werden zur Herstellung von 1 Kilo Pulver 6 bis 8 Kilo Früchte benötigt.

Und auch als Öl findet Sanddorn Anwendung in der Hautpflege und Naturheilkunde. Es ist reich an ungesättigten Fettsäuren und fettlöslichen Vitaminen und eignet sich hervorragend für die äußerliche Anwendung bei Hauterkrankungen und zur Verlangsamung der Hautalterung. Innerlich angewendet hilft es bei Magen-Darm-Beschwerden.

SO WIRKT SANDDORN

Sanddornbeeren sind insgesamt ein Kraftpaket, geschnürt aus vielen wertvollen Inhaltsstoffen, sie weisen aber vor allem einen ungewöhnlich hohen Vitamin-C-Gehalt auf. Abhängig von der jeweiligen Sorte variiert dieser zwischen 200 und 900 Milligramm pro 100 Gramm Fruchtfleisch. Damit wird der durchschnittliche Vitamin-C-Gehalt von Zitronen oder Orangen deutlich überschritten. In Sanddornfrüchten stecken außerdem mehr als zehn Mineralstoffe beziehungsweise Spurenelemente.

Im Gegensatz zu anderen Beeren enthält der Sanddorn viel Öl beziehungsweise Fett, das sich hauptsächlich auf die kleinen Sanddornsamen konzentriert, die zu 20 Prozent aus Fett oder Öl bestehen. Doch auch das Fruchtfleisch der Sanddornbeeren enthält immerhin noch etwa 5 Prozent Öl.

Aufgrund des hohen Vitamingehalts unterstützt Sanddorn die körpereigene Abwehr und kann daher verschiedenen Krankheiten wie zum Beispiel Erkältungen vorbeugen. Auch bei der Gesundung, bei der Bildung von roten Blutkörperchen und bei der Zellneubildung hilft der hohe Vitamin- und Mineralstoffgehalt. Des Weiteren kann Sanddorn bei Fieber, Gicht, Rheuma sowie bei Magenbeschwerden helfen. Durch den hohen Betacarotin-Gehalt dienen die Früchte zudem als natürlicher UV-Filter und schützen vor freien Radikalen.

Äußerlich angewendet hält Sanddornöl die Haut jung und hilft bei der Heilung von Verbrennungen (auch Sonnenbrand), Ekzemen, Neurodermitis und Geschwüren. Es wirkt zudem wundverschließend.

Sanddorn stärkt die Immunabwehr besonders in kalten Jahreszeiten und fördert die Leistungsfähigkeit, vor allem in Zeiten körperlicher und geistiger Belastungen. Zudem wirkt er sich positiv bei Herz-Kreislauf-Erkrankungen aus. Man setzt ihn ein bei der Behandlung von Lungenkrankheiten, rheumatischen Beschwerden und zur Unterstützung von Chemo- und Strahlentherapien.

Wissenswertes:

Sanddorn ist eine der ganz wenigen pflanzlichen Vitamin-B-$_{12}$-Quellen und deshalb besonders bei vegan und vegetarisch lebenden Menschen beliebt. Eine unkomplizierte Methode, die gesunden Beeren in die Ernährung einzubauen, ist es, aus tiefgefrorenen Sanddornbeeren Smoothies oder selbst gepresste Säfte zuzubereiten.

Dies und das:

Sanddornöl ist seit jeher in der Schönheitspflege populär. Das Öl mildert Falten und schützt vor Altersflecken und Lichtschäden.

Mein ganz persönlicher Tipp:

Sanddorn wird auch »Zitrone des Nordens« genannt und ich nutze ihn entsprechend bei Erkältungskrankheiten als Tee. Übrigens empfehle ich einen Teefilter aus Metall, damit der Geschmack nicht durch »Pappe-Aroma« verfälscht wird. Das Öl schützt und stärkt meine Haut bei starker Sonneneinstrahlung, besonders wenn ich im Winter mit meinen Tieren bei strahlendem Sonnenschein unterwegs bin.

Und noch etwas:

Sanddorn nimmt die Lust auf Süßigkeiten und hemmt sogar das Bedürfnis nach Nikotin oder Koffein und unterstützt so eine gesunde Lebensweise.

PREISELBEEREN

Trotzige Beeren mit Riesenpower

Laut des finnischen Nationalepos Kalevala sammelte die Jungfrau Marjatta in den nordischen Bergen Preiselbeeren und wurde prompt schwanger. Das vaterlose Kind sollte sterben, wurde aber ein Held.
Auf einer meiner ersten Hundeschlittentouren durch Finnland erzählte mir Samu bei einer Hüttenübernachtung diese Geschichte. Es gab natürlich Preiselbeerenmus zum Abendessen und wir Gäste hörten alle gespannt zu, während wir uns das köstlich süßsaure Beerenmus auf der Zunge zergehen ließen.
Ich kannte Preiselbeeren natürlich aus meiner Alpenheimat. Denn sie wachsen bis auf 2000 Meter Höhe in der Umgebung von Bergheiden und alpinen Sträuchern. »Preiselbeeren machen euch stark und widerstandsfähig«, meinte mein Vater immer, wenn er uns zum Sammeln der Wildbeeren animierte, und ließ uns wissen, dass die Pflanze unter einer schützenden Schneedecke bei Tiefsttemperaturen von bis zu minus 50 Grad überwintern kann. Na, wenn das kleine Mädchen nicht motiviert.
Bei uns in Schweden heißen Preiselbeeren übrigens *Lingon*, entsprechend ist *Lingonsylt* die Marmelade. Wenn Sie also mal in Schweden sind, wissen Sie, wonach Sie im Supermarkt suchen sollten.
Ich liebe heißen Lingonsaft im eiskalten Winter, um mich so richtig von innen aufzuwärmen, gern mit einem Schuss Rotwein und Honig, wobei er meistens eher mit Wodka getrunken wird. Nach langen Touren dient mir der heiße Trank regelmäßig als wunderbares Schlafmittel. Schmeckt bombastisch, entspannt und macht herrlich müde!
Übrigens hat die Kunst, Wein aus Beeren zu machen, in Skandinavien eine lange Tradition und natürlich gibt es ähnlich wie Moltebeerenwein auch wunderbar leckeren Preiselbeerenwein. Der schmeckt in den langen Polarnächten ganz besonders gut.

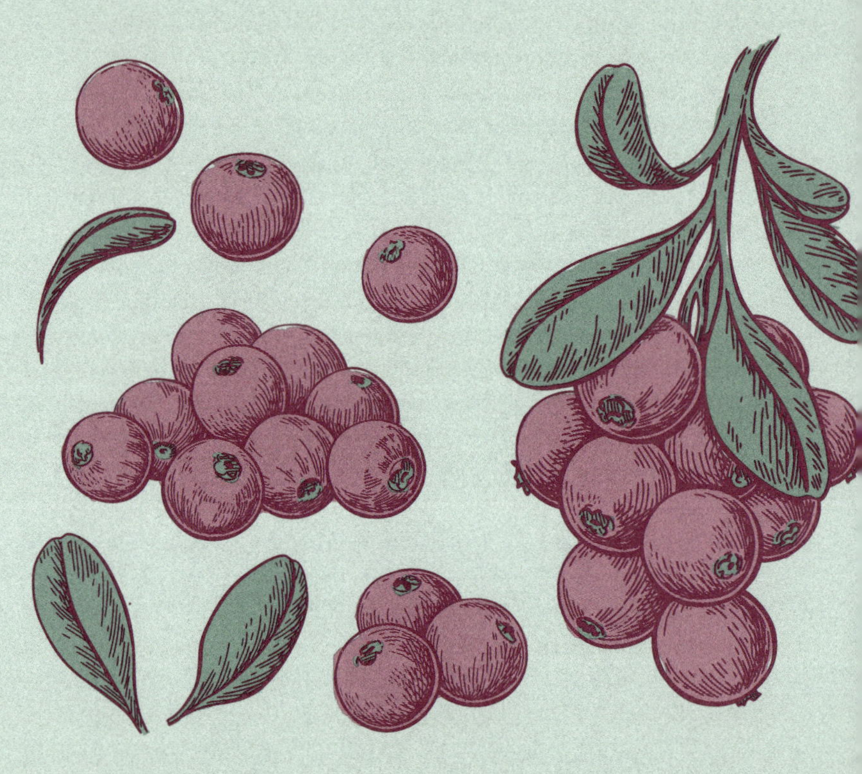

HINTERGRUND UND EIN BISSCHEN DRUMHERUM

Preiselbeeren werden seit Jahrhunderten dazu genutzt, im Winter den Vitamin- und Nährstoffgehalt zu decken, denn man kann sie wunderbar trocknen und aufbewahren. Hildegard von Bingen erfreute sich in ihrem Klostergarten an Preiselbeeren. Sie fand sie hilfreich bei Regelbeschwerden.

In Skandinavien wachsen reichlich Wildformen der Beere. Ein großer Teil der Ernte wird exportiert. In den Sechzigerjahren wurden Preiselbeeren zudem auf großen Flächen kultiviert. In Schweden gelten sie deshalb als »rotes Gold«, da sie einen guten Gewinn versprechen. In den Siebzigerjahren kam der Anbau auch in Deutschland in Gang.

Die Wildbeeren haben nur einen Durchmesser von etwa 0,5 Zentimeter, die Kulturbeeren dagegen erreichen einen Durchmesser von 1 Zentimeter. Preiselbeeren reifen von Ende August bis Oktober an niedrigen, immergrünen Zwergsträuchern, die selten höher als 30 Zentimeter sind. Der Geschmack ist herbsauer und nicht jedermanns Sache. Deshalb werden sie in der Regel getrocknet oder zu Sirup, Gelee und Fruchtsaucen verarbeitet. Beliebt sind sie auch in Deutschland als Beilage zu Wildgerichten oder als Zusatz zu alkoholischen Getränken.

Wie auch die Blaubeeren wachsen die Preiselbeeren in Skandinavien überwiegend wild und sehr flächendeckend. Deshalb werden sie kaum angebaut. Sie mögen gemäßigtes Klima, gedeihen auch weit im Norden noch und sind häufig die letzten Beeren, die geerntet werden: im spätem August und September.

SO WIRKT DIE PREISELBEERE

Preiselbeeren enthalten neben Vitamin C einen hohen Gehalt an Phenolsäuren und Gerbstoffen. In der Naturmedizin finden sie seit Langem Verwendung bei hartnäckigen Infektionen der Harnwege und unterstützen die moderne Antibiotikatherapie. Preiselbeeren verlangsamen den Alterungsprozess, stärken die Elastizität der Gefäßwände, schützen das Herz-Kreislauf-System und schützen vor bakteriellen In-

fektionen. Seefahrer nahmen sie getrocknet als Mittel gegen Skorbut mit an Bord.
Preiselbeeren sind berühmt als natürliches Mittel gegen Blasenentzündungen. Sie helfen aber auch gegen Entzündungen der Mundschleimhaut, des Zahnfleischs und im Bereich des Nierenbeckens, bei Gicht und Rheuma und Durchfall und Blähungen.
Die Finnen schwören darauf, bei Blasenentzündungen mehrere Monate lang zwei- bis dreimal täglich ein kleines Glas Preiselbeersaft zu trinken, um damit einer wiederkehrenden Erkrankung vorzubeugen.
Preiselbeermus oder -saft wird auch zur Wundbehandlung eingesetzt.
Und auch die Preiselbeerblätter kommen in der Naturmedizin bei Blasenentzündungen und bei Durchfall zur Anwendung. In vielen Ländern dienen die Blätter auch der Wundbehandlung.

CRANBERRY – DIE BELIEBTE VERWANDTE AUS ÜBERSEE

Preiselbeere und Cranberry gehören zur selben Pflanzenfamilie, haben eine ähnliche Wirkung und werden häufig miteinander verwechselt. Doch die Cranberryfrüchte sind viel größer, bis zu kirschgroß.
Cranberrys schmecken unverarbeitet sauer-herb. Industriell hergestellter Saft wird mit viel Zucker beziehungsweise Süßungsmittel versetzt. Bitte beim Kauf auf den Zuckergehalt achten!
Der Trick bei den Cranberrys: Sie werden nicht mit der Hand geerntet, sondern die Felder werden zur Erntezeit geflutet. Maschinen erzeugen einen Strudel, der die Früchte von den Sträuchern löst. Dann können die an der Oberfläche schwimmenden Beeren einfach abgefischt werden.
Reif sind Cranberrys zwischen Ende September und Anfang Januar, in Skandinavien dauert die Erntezeit natürlich nur so lange, bis der Schnee kommt. Reife Früchte haben eine glänzende, leuchtend rote Oberfläche.
Man kann Cranberrys auch getrocknet, tiefgefroren oder als Saft kaufen.
Übrigens wird in Amerika Hühnersuppe mit Cranberrysaft bei Erkältungen und Blasenentzündungen gegessen.

Wissenswertes:
Anfang der Sechzigerjahre begann man damit, Preiselbeeren anzubauen und zu exportieren. Große Anbaugebiete sind in Russland, im Baltikum und in Neufundland. In Deutschland findet dagegen kaum Anbau statt.

Dies und das:
Leidet man unter immer wiederkehrenden Entzündungen der Harnwege, so kann man durch den regelmäßigen Konsum von Preiselbeersaft eine optimale Langzeitvorbeugung erreichen und zudem auch die Einnahme an Antibiotika reduzieren.

Mein ganz persönlicher Tipp:
Laut einer amerikanischen Studie wirkt die Preiselbeere beruhigend. Ich esse in Stresssituationen Preiselbeermus!

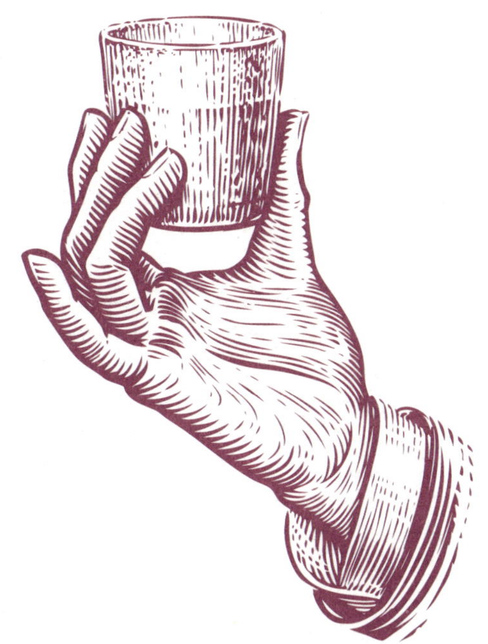

HEIDELBEEREN ODER BLAUBEEREN

Blaue Anti-Aging-Kraftpakete

Heidelbeeren und ich, wir gehören zusammen. Schon als Kind habe ich die kleinen Früchtchen als »blaue Pillen« gesehen. Denn Heidelbeeren sind klasse Helfer bei Magen- und Darmproblemen. Einmal habe ich mir mit zu viel Zuckerkram bei der Geburtstagsparty einer Freundin komplett den Magen verdorben und fühlte mich schon auf dem Nachhauseweg hundeelend. Und dann kam Mutti mit einer Schüssel frisch gepflückter Heidelbeeren und einem leckeren Tee aus den Blättern. Es hat mir nicht nur gut geschmeckt, sondern ich fühlte mich auch gleich viel, viel besser. Diese wohlschmeckende Behandlung habe ich beibehalten. Bis heute esse ich Heidelbeeren, wenn mir übel ist, weil mir Essen nicht bekommen ist und es in meinem Magen- und Darmtrakt rumort. Sie wirken antibakteriell und entzündungshemmend. Ideal, um ganz schnell wieder ins Lot zu kommen.

Dazu kommt das gute Gefühl, sich selbst helfen zu können. Wer wie ich zurückgezogen lebt, ist darauf angewiesen, sich gut auszukennen, damit er all die Schätze nutzen kann, die die Natur schenkt.

HINTERGRUND UND EIN BISSCHEN DRUMHERUM

Die Pflanze ist auf der Nordhalbkugel zu Hause und fühlt sich in Nadelwäldern besonders wohl. Früher galt sie als nicht kultivierbar und führte deshalb ein Schattendasein. Doch weil sowohl ihr Geschmack als auch ihre vielfältigen Heilwirkungen so überzeugten, stieg die Nachfrage schnell. Heute ist die Kulturheidelbeere überall bekannt und beliebt. Sie ist etwas größer als die »wilde« Beere und das Fruchtfleisch weniger blau. Unsere Heidelbeere, auch Blaubeere genannt, ist ein Ableger der nordamerikanischen Wildform, nicht der in Deutschland heimischen Waldheidelbeere, und wird erst seit den 1930er-Jahren angebaut.

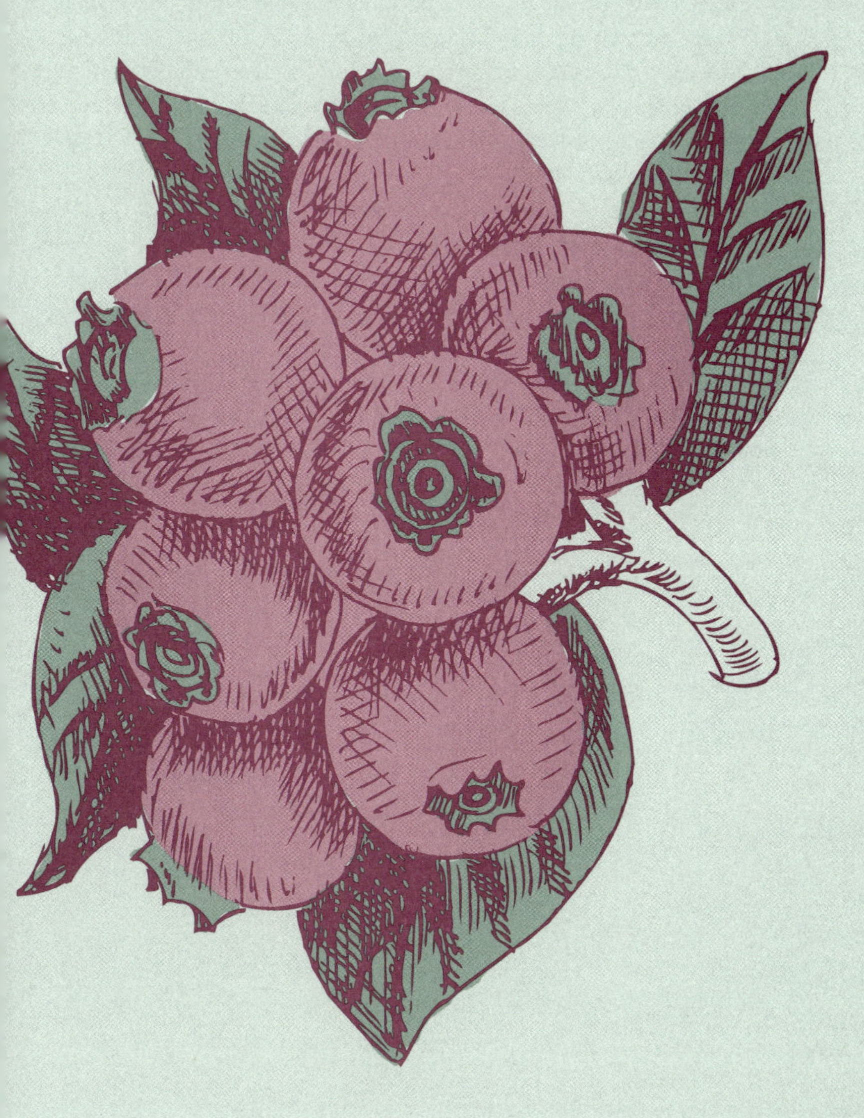

Auch geschmacklich kann die Kulturheidelbeere mit der wilden Beere nicht mithalten, hat aber dafür weniger Säure.
Die Heidelbeere gilt längst als Superfood. Die medizinische Wirkung ist seit Tausenden von Jahren bekannt. Hildegard von Bingen wusste um die Heilwirkung der blauen Beere, die botanisch zur Familie der Heidekrautgewächse gehört. Sie ist ein circa 80 Zentimeter hoher Kleinstrauch und breitet sich weit aus. Eine einzelne Pflanze kann mehr als 1000 Quadratmeter bedecken.
Mittlerweile gibt es über 100 verschiedene Sorten, die auf großen Heidelbeerfeldern wachsen.
Heidelbeeren werden nach wie vor meist von Hand gepflückt. Übrigens schafft man mit Erfahrung ca. 8 Kilogramm pro Stunde. In den USA wird teilweise aber auch maschinell geerntet.
In der Naturheilkunde werden die Beeren und der daraus gewonnene Saft genutzt. Früher wurden auch die Blätter verarbeitet. Mittlerweile gelten sie als leicht giftig.

SO WIRKT DIE HEIDELBEERE

Die Liste der Wirkungsfelder der Heidelbeere ist lang: Anti-Aging, Herz-Kreislauf-Erkrankungen, Nervenschutz, Gefäßgesundheit, Blutzucker und Verdauung.

Ganz traditionell kommen die Beeren allerdings bei Verdauungsproblemen zum Einsatz. Während größere Mengen frischer Früchte abführend wirken, weisen getrocknete Heidelbeeren und Fruchtextrakte einen stopfenden Effekt bei Durchfall auf. Zudem werden sie bei Entzündungen von Mund- und Rachenschleimhaut genutzt und lindern Hitzewallungen während der Wechseljahre.

Doch die Beeren können noch mehr. Ihre entzündungshemmende Wirkung entfaltet sich auch bei Gastritis und Magengeschwüren sowie entzündlichen Darmerkrankungen. Sie senken den Blutdruck, schützen die Gefäße vor Arteriosklerose und sind deshalb hilfreich bei Herz-Kreislauf-Erkrankungen.

Nachweisbar kommen Parkinson und Alzheimer bei Blaubeerfans seltener vor. Außerdem heben die blauen Beeren die Stimmung und nehmen Ängste. »Blue against the blues«, sagen die Amerikaner.

Heidelbeeren stärken Augen und Sehnerv, Heidelbeerextrakt ist deshalb bei Nachtblindheit empfehlenswert.

Das Heidelbeersamenöl schützt die Haut vor umweltbedingter Alterung und bringt irritierte Haut wieder ins Gleichgewicht. Perfekt gegen Falten!

Dies und das:

Violett-blaue Finger, Lippen und Zähne kennt jeder, der Heidelbeeren liebt. Die Kulturbeeren enthalten allerdings weitaus weniger Farbstoff als ihre wilden Verwandten.

Wissenswertes:
Die indigenen Völker Nordamerikas liebten Blaubeeren und schrieben ihnen vielfältige Heilwirkungen zu. Die Beeren wurden getrocknet und häufig pulverisiert, um sie das ganze Jahr nutzen zu können. Sie wurden gegen Bronchitis und Herzschwäche eingesetzt.
Das Wissen um die gerbenden und entzündungshemmenden Effekte der Heidelbeerblätter wurden später von den Siedlern übernommen, die von Besserungen bei Diabetes berichteten. Da bei längerem Gebrauch Vergiftungserscheinungen auftreten können, wird allerdings seit einiger Zeit von der Anwendung von Heidelbeerblättern abgeraten.

Dies und das:
Schon eine Handvoll Heidelbeeren pro Tag verbessert spürbar Gedächtnis und Lernfähigkeit.
Das sagt der Volksmund in Schweden: Heidelbeeren helfen, im Alter länger und besser zu gehen!

Mein persönlicher Tipp:
Heidelbeeren machen fröhlich! Regelmäßig genossen heben sie die gute Laune. Das belegen britische Studien. Deshalb geht es mir als echtem Beerenfan so gut! Also – genießen Sie mit!

GOJIBEEREN

Happy-Beeren mit Methusalem-Effekt

»Jetzt werden wir hundert«, meinte meine Hiker-Zufallsbegegnung Katrin, als wir zu fünft im nepalesischen Königreich Mustang eine Pause machten. Wir waren in einem entlegenen Seitental, hockten müde, aber fröhlich auf einem Stein und stärkten uns mit etwas Wasser. Und dann entdeckte Katrin einen dünnen Bocksdornstrauch mit den berühmten roten Gojibeeren. Damals sagte uns der Führer, dass Wildformen extrem selten seien und in dieser Region nur sehr vereinzelt vorkämen. Wir haben beherzt zugegriffen, sie später eine Zeit lang in der prallen Sonne trocknen lassen und dann wie Rosinen weggeknabbert. Unser Trekkingführer bestätigte Katrin übrigens. »Gojibeeren stehen für ein langes Leben. Und sie bringen Glück, in jeder Hinsicht.« Wir echten Glückskinder haben dann jede Beere noch bewusster genossen und auch auf der ganzen restlichen Tour weiter danach Ausschau gehalten. Leider vergebens!

Aber zurück in der Schweiz habe ich meinen Eltern einen kleinen Bocksdornstrauch gekauft. Die Pflanze ist wirklich anspruchslos und die Ernte bislang sehr üppig. Die unbelasteten Beeren trocknet mein Vater oder friert sie ein. Dazu verarbeitet meine Mutter die Beeren ab und an zu ihren nach wie vor köstlichen Säften.

Ich selbst habe mir gleich nach meiner Rückkehr aus Nepal getrocknete Gojibeeren im Reformhaus gekauft und seitdem immer zu Hause einen Vorrat davon. Ich liebe den Geschmack, der übrigens der Cranberry ähnelt, morgens in meinem Müsli, aber ich gebe Gojibeeren auch in Salate und in deftige Gerichte. Sie geben Pasta und auch Fleisch einen pfiffigen Touch. Aber Geschmack allein ist nicht der Grund, warum ich so an ihnen hänge. Gojibeeren stecken voller Vitamine und Spurenelemente und ich will ja auch hundert werden – glücklich!

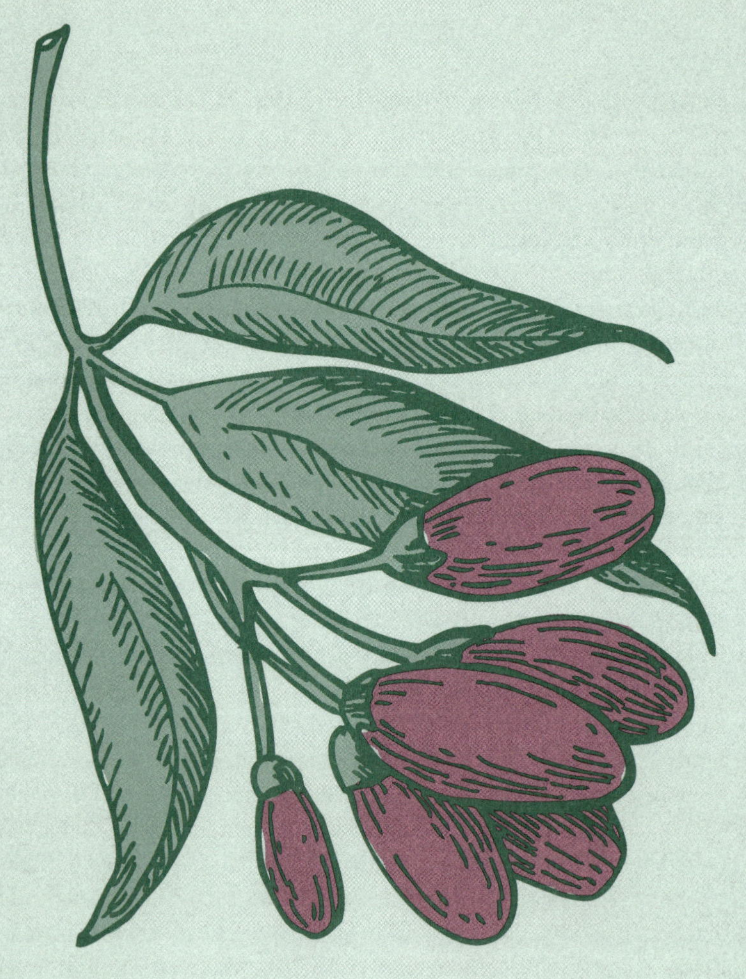

HINTERGRUND UND EIN BISSCHEN DRUMHERUM

In den Medien wird sie als Wundermittel gefeiert: Die kleine Gojibeere ist wirklich in aller Munde.

Die Beeren sind die Frucht des Gemeinen Bocksdorn und die Pflanze gehört zur Familie der Nachtschattengewächse. Sie stammt aus China, ist deshalb auch als Chinesische Wolfsbeere bekannt und rund um den Erdball als immergrüne Zierpflanze zu finden. Übrigens erreicht sie eine üppige Größe von bis zu 4 Meter und wird verstärkt an Böschungen angepflanzt, als Erosionsschutz. Die Blüten sind lila und wunderschön, die Äste allerdings dornig.

Die Verarbeitung der länglichen Bocksdornbeeren hat eine lange Tradition in der chinesischen Küche, die Blätter des Strauchs sind dort auch als Salat beliebt. In der traditionellen chinesischen Medizin sind die Beeren ebenfalls seit Jahrhunderten im Einsatz. Sie stehen als »Frucht der Langlebigkeit« für ewige Jugend und Gesundheit, gelten als Stärkungsmittel für unseren gesamten Organismus und sollen unserem Körper zu Widerstandskraft verhelfen, indem sie Yin und Yang ins Gleichgewicht bringen.

Angeblich hat sich schon der Begründer des Mongolischen Reichs, Dschingis Khan, zusätzlich zum Sanddorn auch mit Gojibeeren auf seine Eroberungszüge vorbereitet.

In Europa ist die Gojibeere noch nicht allzu lange populär, aber es gibt mittlerweile erste Anbaugebiete.

Unter den zahlreichen Vitaminen und Spurenelementen in der Gojibeere ist der hohe Gehalt an B-Vitaminen besonders hervorzuheben.

SO WIRKT DIE GOJIBEERE

Gojibeeren enthalten reichlich Antioxidantien und wirken zellschützend, deshalb sagt man ihnen einen großen Anti-Aging-Effekt nach. Sie beeinflussen das Immunsystem positiv und leiten unsere Körperpolizei auf die richtigen Schauplätze, halten so zahlreiche Krankheitserreger in Schach. Die Folgen: Wir bleiben gesund und fühlen uns zudem bombig, denn alle Körperfunktionen werden gestärkt. Gojibeeren mindern Müdigkeit und Schwindel, entgiften den Körper und halten den Darm in Schuss. Nachts lassen sie uns ruhig schlafen und tagsüber gut sehen und aktiv werden. Wer sollte da keine gute Laune haben? Denn auch das sagt man den Beeren nach: Sie heben die Stimmung und lassen uns strahlen!

Sogar vor Alzheimer sollen die roten Beerchen schützen. Es gibt Untersuchungen, nach denen bei regelmäßigem Verzehr von Gojibeeren weniger Nervenzellen absterben. Außerdem sind Gojibeeren ebenfalls wirksam im Kampf gegen Erkältungskrankheiten.

In der chinesischen Medizin gelten die Beeren als bedeutender Blutdrucksenker.

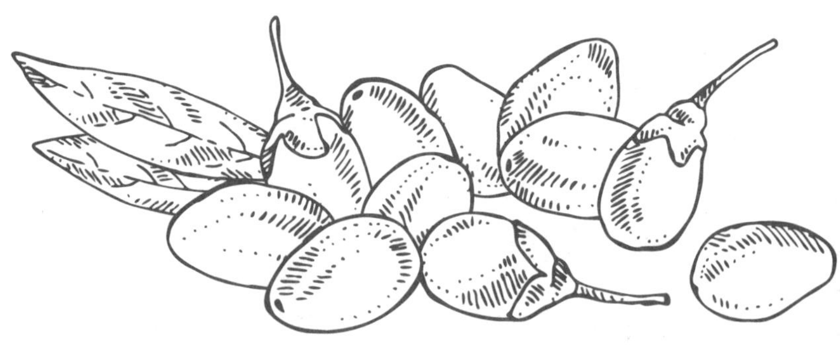

Dies und das:
Gojibeeren verbessern bei Glaukompatienten die Blutversorgung des Auges.

Mein persönlicher Tipp:
Gojibeeren sind, was ihre Wirkung betrifft, gar nicht ohne – leider aber auch nicht ohne Pestizide. Untersuchungen ergaben sehr hohe Belastungen. Deshalb sollte man aufpassen, von wem man sie bezieht, und in jedem Fall auf Bioqualität achten. Bei Fertigsäften unbedingt den tatsächlichen Goji-Fruchtanteil beachten. Ich bin einmal hereingefallen und habe eigentlich nur rotes Wasser gekauft.

Wichtig:
Wer Blutverdünner nimmt, sollte auf Gojibeeren verzichten. Sie können die Wirkung des Medikaments verstärken. Also besser: Finger weg!

Auch interessant:
In China gibt es mehr als 100 000 Hektar Anbaufläche für Gojibeeren. Mehr als 90 Prozent der gigantischen Ernte sind dabei für den Export bestimmt. Die chinesischen Gojibeeren gehen in die ganze Welt. Wildformen sind dagegen extrem selten.

HAGEBUTTEN

Kleine, rote Allerweltsbeeren mit großer Wirkung

»Sie haben eine Arthrose im Knie!« Als mir das mein Arzt vor einigen Jahren offenbarte, war ich geschockt. Schmerzen, Steifheit am Morgen, Unbeweglichkeiten, wie sollte ich damit zurechtkommen?
Ich bin ein Bewegungsmensch, mit einem starken Hang zum Extremen. Ein schmerzendes Knie macht all das beschwerlich oder gar unmöglich. Ich habe mich bemüht, die Diagnose zu ignorieren und einfach so weitergemacht wie gewohnt, war also nach wie vor stundenlang im Gelände unterwegs und habe mir dabei fest vorgenommen, den Schmerz auszublenden. Aber wer an Arthrose leidet, weiß schon, was kommt: Es ging nicht lange gut. Die Schmerzen wurden irgendwann unerträglich, Zähne zusammenbeißen reichte nicht mehr aus, und schließlich hatte ich nur noch einen Wunsch: zu Hause in meinem Tiny House zu sein und mein angeschwollenes Knie zu pflegen.
Aber ich habe mir auf den Rat einer schwedischen Freundin Unterstützung geholt und zwar bei den Hagebutten. Dass diese roten, ovalen Strahlebeeren gegen Gelenkschmerzen helfen, ist in meiner Wahlheimat allgemein bekannt. Ich habe mich jedenfalls an den Rat meiner Freundin gehalten, mir sofort das empfohlene getrocknete Fruchtpulver aus getrockneten Hagebutten gekauft und nehme es seitdem regelmäßig. Wie gut es wirkt, kann man daran sehen, dass ich trotz meiner Arthrose 5000 Kilometer am Stück den Continental Divide Trail laufen konnte. Gut, ich war nicht immer beschwerdefrei, aber das hatte ich auch nicht erwartet. Ich habe es geschafft und die aufgetretenen Schmerzen ließen sich aushalten. Dabei muss man wissen, dass bei solchen Belastungen auch gesunde Gelenke Probleme machen. Ich habe also überhaupt keinen Grund zu klagen.
Die Hagebutten ersparen mir nebenwirkungsreiche Medikamente und

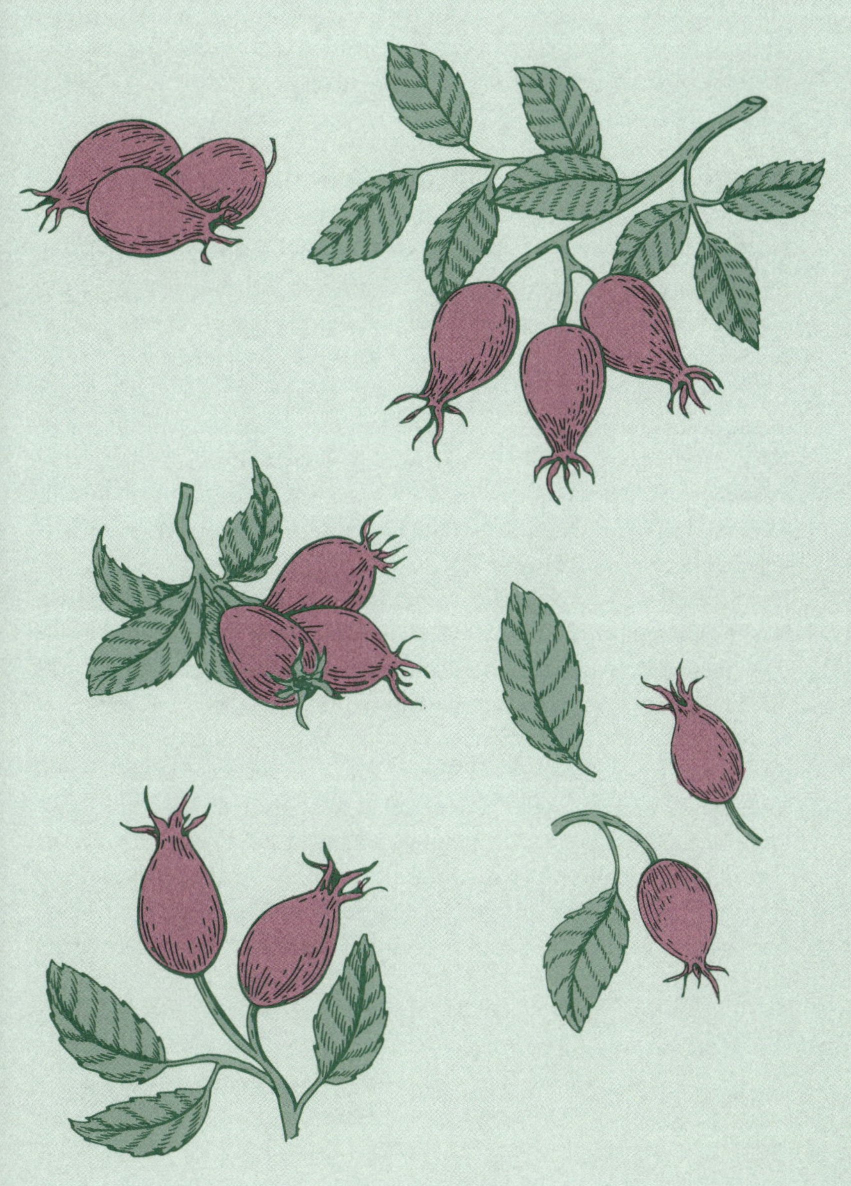

ich kann weiter so leben, wie es mir gefällt – inklusive Wandern, Joggen und Radeln. Die Beweglichkeit ist alles in allem ganz ordentlich und der Schmerz über längere Zeit sogar ganz weg. Der Hagebutte sei Dank!

HINTERGRUND UND EIN BISSCHEN DRUMHERUM

Die Hagebutte wächst am Strauch der Heckenrose, die auch Hundsrose genannt wird. Der Wortteil hunds- drückt im Allgemeinen ja häufig Abwertung aus, hier ist er wohl aber eher im Sinne von »überall zu finden« oder »gewöhnlich« zu verstehen. Denn die Heckenrose war und ist tatsächlich nahezu überall verfügbar und für jedermann nutzbar und wurde deshalb schon früh in der Küche und zu Heilzwecken eingesetzt. Nach der griechischen Mythologie soll die Liebesgöttin Aphrodite ihre Schönheit der Hagebutte zu verdanken haben. Hildegard von Bingen empfahl den Tee unter anderem bei Fieber, Gelenkbeschwerden, Harnwegsinfektionen und Husten.

Der Strauch wird zwei bis drei Meter hoch und die stachelgeschützten, langen Äste neigen dazu, sich bei anderen Gewächsen »festzuhaken« – sie ranken gern an anderen Gebüschen oder Bäumen hoch. Deshalb gilt die Heckenrose auch als »undurchdringlich«, wie beispielsweise im Märchen *Dornröschen* beschrieben. In der Vergangenheit machte man sich das in vielen Gegenden Europas zunutze und schaffte sich gegen wilde Tiere und Angreifer diese natürlichen Absperrungen an. Botanisch ist die Hagebutte eine Sammelnussfrucht der Rosenarten, die als Urformen der zahlreichen Zuchtrosen gelten. Sie blühen im Sommer, und im Herbst kann man die Hagebutten sammeln. Man nutzt heute das Fruchtfleisch, früher wurde auch der getrockneten Samen verarbeitet.

SO WIRKT DIE HAGEBUTTE

Hagebutten haben eine entwässernde Wirkung und werden deshalb in der Naturheilkunde bei Nieren- und Blasenbeschwerden angewendet. Zudem beruhigen sie den Magen-Darm-Trakt, fördern den Stuhlgang und helfen gegen Übergewicht und hohe Blutfettwerte. Neuere Untersuchungen attestieren darüber hinaus eine schützende Wirkung bei Diabetes.

Hagebuttenöl mindert Falten, lindert Hautreizungen und hilft gegen Altersflecken. Der Hagebuttenextrakt sorgt für mehr Hautfeuchte und bessere Elastizität.

Traditionell wird die Hagebutte auch in Deutschland zur Stärkung des Immunsystems eingesetzt, besonders zur Vorbeugung von Erkältungs- und Infektionskrankheiten.

Hagebutten haben zudem ein hohes antioxidatives Potenzial und stärken die körpereigenen Abwehrkräfte. So schützen sie den gesamten Organismus vor Gewebeschäden und Entzündungen.

Bei Arthrose und entzündlicher Arthritis kommt die Hagebutte vor allem in Skandinavien zum Einsatz.

In der Aromatherapie entfaltet Hagebuttenblütenöl eine stimmungsaufhellende und beruhigende Wirkung.

Wissenswertes:
Hagebutten können sehr viel Vitamin C enthalten, allerdings verringert sich der Gehalt, wenn die Beeren Frost abbekommen haben.

Mein ganz persönlicher Tipp:
Ich verarbeite meine Beeren oft in Etappen. Wenn ich nicht sofort Zeit zur Weiterverarbeitung habe, friere ich die ganzen Früchte ein und taue sie zu einem späteren Zeitpunkt wieder auf.

Dies und das:
Erinnern Sie sich an das selbst gemachte Juckpulver aus Kindertagen? Genau! Man hat es aus Hagebuttenfrüchten gewonnen. Die Kerne haben feine Härchen mit Widerhaken, die Reizungen hervorrufen. Wer Hagebutten selbst verarbeitet, muss diese deshalb sorgfältig herausfiltern.

Hagebutten sind überall zu finden und jeder kann die Heilkraft der Allerweltsbeeren nutzen. Aber Achtung: Die Verarbeitung ist recht aufwendig. Folgendes sollten Sie dabei unbedingt beachten:

- Hagebutten an trockenen Tagen ernten, idealerweise wenn sie noch hart sind. Unbedingt Handschuhe nutzen!
- Den Kelchzipfel (das ist der Teil gegenüber des Stiels) abschneiden, die Früchte längs halbieren und die Kerne mit einem kleinen Löffel herauskratzen. Fruchthälften noch einmal ausspülen.
- Kerne separieren, gründlich die Härchen abwaschen, Kerne im Dörrautomaten oder in der Sonne trocken – für Kernöl oder Kerntee.
- Frische Hagebutten kann man wunderbar zu Marmelade, Gelee, Saft oder Mus verarbeiten. Die getrockneten Früchte sind ideal für Tee.

Hagebutten leicht verarbeiten!
Wem die zuvor beschriebenen Methoden der Verarbeitung zu aufwendig sind, kann es sich einfacher machen, indem er Hagebutten zweimal siebt, um die Kerne von dem Fruchtfleisch zu trennen. Gehen Sie dazu am besten folgendermaßen vor:

- Früchte aussortieren, Blätter und Stängel entfernen.
- Gründlich waschen.
- Hagebutten in einen Topf geben und mit Wasser bedecken.
- Aufkochen und auf kleiner Flamme 30 Minuten köcheln lassen.
- Die weichen Früchte zerstampfen.
- Masse durch ein Sieb streichen, um die Kerne zu entfernen.
- Ein weiteres Mal durch ein feines Sieb oder ein Mulltuch streichen, um auch die Härchen zu entfernen.

VERGESSEN SIE DIE KERNE NICHT!

Während der Hagebuttentee aus den Früchten bekannt und beliebt ist, landen die Kerne leider häufig im Abfall. Das ist schade! Denn sie sind sehr inhaltsreich und könnten leicht zum Dauerbrenner in der Beerenheilkunde werden.

So geht's:
Die bei der Verarbeitung der Hagebutten anfallenden Kerne, auch Nüsschen genannt, gründlich waschen, damit alle Härchen entfernt werden. Die gewaschenen Kerne zum Trocknen in die Sonne, in den Dörrautomaten oder auf einem Vlies auf die Heizung legen. Anschließend können sie wie auch die getrockneten Hagebuttenschalen in Gläsern aufbewahrt werden.

Noch ein Tipp:
Die Verarbeitung von Hagebutten ist zeitintensiv, keine Frage. Aber wenn ich mit der richtigen Einstellung und Muße an die Sache rangehe, profitiere ich sogar davon. Ich habe Zeit zum Nachdenken, setze kreative Prozesse in meinem Kopf in Gang und sehe es als sinnvoll genutzte Pause in meinem Alltag. Versuchen Sie es ruhig einmal!

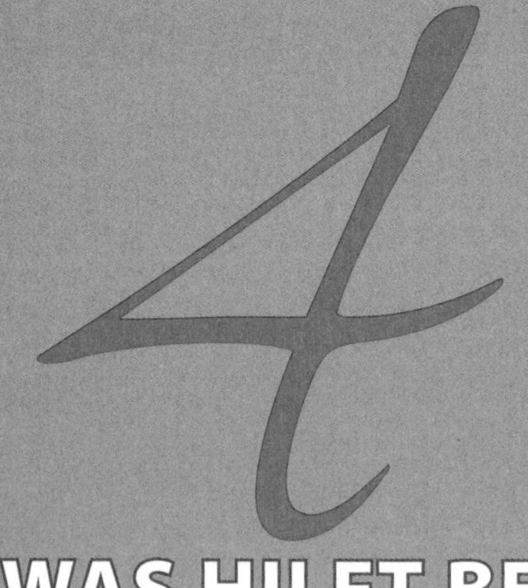

WAS HILFT BEI …?

Heilrezepturen zum Nachschlagen

Ich habe mit Ihnen meine Liebe zu den Beeren geteilt, mein traditionelles Beerenwissen weitergegeben und Sie bestimmt ein bisschen neugierig gemacht, wie genau ich denn jetzt die Heilkraft der Beeren für mich nutze.

Auf den folgenden Seiten stelle ich Ihnen einige meiner Rezepturen vor. Alle sind ganz einfach nachzumachen und ebenso leicht anzuwenden. Sie wissen ja: Auf Kompliziertes ist mein zurückgezogenes Leben in der Natur nicht ausgerichtet. Deshalb verwende ich meistens nur einen Aufguss beziehungsweise Tee, um die Heilkräfte der Beeren zu nutzen. Das geht schnell und vor allen Dingen überall.

Lassen Sie sich inspirieren und freuen Sie sich darauf, mit wohlschmeckenden Beeren viel für Ihre Gesundheit zu tun. Ich wünsche mir, dass mein Buch, gedruckt oder als eBook, einen festen Platz in Ihrem »Bücherschrank« bekommt und Sie bei Bedarf immer mal wieder darauf zurückkommen.

ARTHRITIS, RHEUMA, MUSKEL- UND GELENKSCHMERZEN

Linderndes Rheumabad

20 g Schwarzen Holunder und 30 g Rosmarin zusammen mit 1 Handvoll Meersalz kurz aufkochen, abkühlen lassen und einen Esslöffel Olivenöl dazugeben. Die Flüssigkeit ins wohltuend warme Bad geben und 15 min entspannen, den Duft und die Wirkung genießen.

Anti-Schmerz-Beerenblatt-Tee

50 g Johannisbeerblätter in 1 l kochendes Wasser geben. 10 min ziehen lassen, über den Tag verteilt trinken. Diese Prozedur zwei Wochen fortsetzen.

Stachelbeer-Massageöl

1 Handvoll getrocknete Stachelbeeren oder einen Esslöffel Stachelbeerpulver in ¼ l Olivenöl geben, mindestens fünf Tage an einem geschützten Ort stehen lassen und anschließend schmerzende Körperstellen täglich mehrmals mit dem Öl massieren.

Move-Shot

Jeweils 1 EL Heidelbeeren und Weintrauben mit etwas Wasser verquirlen, ½ TL Kurkuma dazugeben und morgens auf nüchternen Magen genießen.

Wohltuende Rheumakur

Drei Viertel Roten Johannisbeersaft und ein Viertel Kirschsaft vermischen und täglich 200 ml in kleinen Schlucken trinken.

Hagebuttenfruchtpulver

Das ist zwar kein Rezept im eigentlichen Sinne. Ich möchte Ihnen trotzdem hier ans Herz legen, sich unbedingt Hagebuttenfruchtpulver zu besorgen, wenn Sie unter Gelenkschmerzen leiden. Nehmen Sie das Pulver einfach laut Dosierungsanleitung täglich ein, wahlweise im Tee, Fruchtsaft oder zu Joghurt und Müsli. Sie werden den Unterschied bemerken!

ÜBERGEWICHT

Hagebuttentee aus den getrockneten Schalen

Hagebutten aktivieren den Fettstoffwechsel. Ein Tee aus Hagebutten schmeckt lecker, auch dank eines leichten Vanillegeschmacks, und hilft beim Abnehmen!

Und so geht's:

Hagebutten einfach direkt im Wasserkocher oder im Topf mitkochen, dadurch werden die Inhaltsstoffe besser gelöst. Ich rechne 20 kleine Hagebutten für einen Becher Wasser.

Sobald das Wasser aufgekocht ist, lassen Sie es für mindestens 10–15 min ziehen, bevor Sie es in eine Tasse geben und trinken.

MAGEN- UND VERDAUUNGSPROBLEME

Heidelbeersaft gegen Magenschmerzen

Heidelbeersaft mit etwas Kamille morgens auf nüchternen Magen trinken.

Entkrampfungssmoothie

2 EL Heidelbeeren und 1 EL Erdbeeren pürieren und einen Schuss ungesüßte Mandelmilch dazugeben.

Wohlfühltee gegen Übelkeit

1 TL getrocknete Himbeeren mit 1 TL getrockneten Holunderblüten mischen, mit Wasser aufgießen, 3 min ziehen lassen.

Auflockerungsmus gegen Verstopfung

Für das Himbeermus frische oder aufgetaute Früchte mit der Gabel zerstampfen, etwas geschroteten Leinsamen und 2 EL Pflaumensaft dazugeben und zu Joghurt oder pur genießen.

Stop it! – Heidelbeeren gegen Durchfall

Unterwegs: Getrocknete Heidelbeeren knabbern, gern auch vorher einweichen.

Für zu Hause: Heidelbeertee.

2–3 EL getrocknete Heidelbeeren mit ¼ l Wasser zum Kochen bringen und 10 min köcheln lassen. Den Tee schluckweise über den Tag verteilt trinken.

Wichtig: Die trockenen Beeren verwenden, nicht die frischen – die wirken abführend.

Notfall-Kit für Wanderfreunde!

20 g Wurzeln vom Walderdbeerstrauch in 1 l Wasser geben und 10 min köcheln lassen. Das Schöne: Man kann die Wurzeln gut trocknen, also bei der nächsten Wanderung einen kleinen Vorrat sammeln und zu Hause aufbewahren.

Heidelbeeren gegen einen nervösen Magen

Heidelbeeren in lauwarmer Mandelmilch zerdrücken und in kleinen Schlucken trinken.

Beerenblättertee macht Schluss mit Sodbrennen!

20 g Erdbeerblätter, 10 g Himbeerblätter, 10 g Brombeerblätter und 10 g Minze mit kaltem Wasser ansetzen, langsam zum Kochen bringen, 5 min ziehen lassen, abseihen, bei Bedarf mit Honig süßen. Dreimal täglich eine Tasse vor den Mahlzeiten genießen.

Mein persönlicher Tipp für ein gesundes Verdauungssystem:
10 g Walderdbeerenblätter, 10 g Himbeerblätter,
10 g Brombeerblätter vermischen und in eine luftdichte Dose füllen.
Bei Bedarf 1 EL der Mischung mit heißem Wasser übergießen,
10 min abgedeckt ziehen lassen, Pfefferminzblätter dazugeben, absieben
und genießen. Wirkt nicht nur, sondern schmeckt auch wirklich lecker!

KOPF- UND ZAHNSCHMERZEN

Beerenbrei gegen Kopfschmerzen

Jeweils 2 EL Preiselbeeren, Johannisbeeren und Moltebeeren zerdrücken, mit Chiasamen und frischer Vanille verfeinern, kühl stellen und mehrmals täglich davon essen.

Selbst gemachter Gojibeerensaft für einen klaren Blick

Gojibeeren mindestens 24 h in Wasser einweichen lassen, anschließend in den Mixer geben, absieben, in eine dunkle Flasche abfüllen und kühl stellen. Täglich mehrmals ein Glas trinken.

Brombeerspülung gegen Zahnfleischentzündung

30 g Brombeerblätter und 1 TL getrocknete Brombeeren in 1 l Wasser geben. 3 min kochen und vor dem Abseihen weitere 10 min ziehen lassen. Mehrmals täglich damit den Mund ausspülen.

Heidelbeertherapie bei Aphthen

Zur innerlichen Behandlung: Mehrmals täglich einige Heidelbeeren gründlich durchkauen, den Saft vor dem Hinunterschlucken möglichst lange im Mund behalten.

Desinfektionslösung bei entzündeter Mundschleimhaut

Man gibt 50 g getrocknete Himbeerblätter und 2 EL Heidelbeeren in 1 l Wasser. Der Absud muss 20 min kochen, vor dem Abseihen 5 min ziehen lassen.

Mehrmals täglich damit gurgeln.

Himbeerblättertee bei Zahnschmerzen

1 EL Himbeerblätter mit frischen oder getrockneten Himbeeren mischen, aufkochen, mit Zitronenmelisse mischen.

Hagebutten-Mundspülung

Hagebutten mit Wasser aufkochen, ein paar Minuten köcheln lassen, abkühlen lassen und als Mundspülung nutzen.

Mein persönlicher Tipp bei pochenden Zahnschmerzen:
Warmen Brombeersaft mit Kamille mischen und auf die Stellen tupfen. Beliebig oft wiederholen.

Wichtig:
Alle guten Beerenrezepturen lindern Beschwerden nur, wenn der Körper ausreichend mit Flüssigkeit versorgt ist, man also reichlich und regelmäßig trinkt. Ich habe zum Wasser auch immer eine Kanne Beerentee bereitstehen, weil er sowohl kalt als auch warm gleichermaßen gut schmeckt!

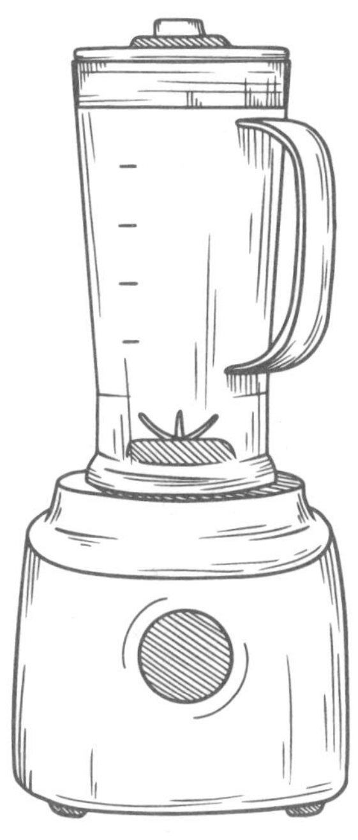

ATEMWEGSPROBLEME UND ERKÄLTUNG

Stachelbeermus als Virenkiller gegen Husten und grippeähnliche Symptome

Stachelbeeren zerdrücken, einen Schuss Sanddornsaft dazugeben, mit Quark verrühren und genießen.

Mit Beeren Angina wegspülen

Jeweils einige Blätter der Walderdbeere, Himbeere und Brombeere mit kochendem Wasser übergießen und mindestens 10 min ziehen lassen. Nach dem Abkühlen mehrmals täglich damit intensiv gurgeln.

Soforthilfe-Tee bei Heiserkeit und Stimmverlust

2 EL Brombeerblätter und 1 EL frische Kamille aufkochen, ziehen lassen, durchgängig über den Tag verteilt trinken.

Fitmacher-Drink bei Erkältung

2 EL getrocknete Holunderblüten mit heißem Wasser übergießen, 10 min ziehen lassen, abseihen und trinken. Bei akutem Schnupfen vier Tassen täglich, zur Vorbeugung zwei Tassen täglich.

Holunderbeersaft-Kur gegen Bronchitis

Holunderbeersaft mit Zitrone und Honig mischen, regelmäßig warm trinken.

Preiselbeer-Shot gegen erkältungsbedingtes Frösteln

Einige Preiselbeeren zerdrücken, frische Pfefferminzblätter dazugeben, roh essen oder mit Wasser aufkochen, abseihen und den Tee trinken.

Akutsaft bei Halsschmerzen

Holunderbeersaft mit Kamille, Honig und Vanilleschote mischen, aufwärmen, langsam trinken..

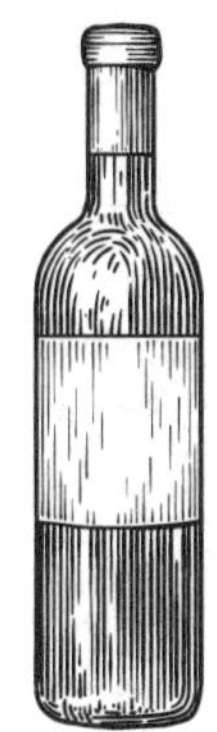

Berner Gojibeeren-Hagebutten-Punsch gegen Unwohlsein

Gojibeerensaft mit etwas Wein erhitzen. Bei kleiner Hitze ca. 10 min ziehen lassen.
Wasser zum Kochen bringen, Hagebutten damit überbrühen und 5–6 min ziehen lassen.
Punsch mit Tee mischen und heiß trinken, am besten vor dem Schlafengehen!

Sanddornsaft-Shot gegen Grippe

Sanddornsaft mit etwas Zitronen- und Orangensaft mischen und frische Minzblätter unterrühren.

Mein Berner Himbeersirup gegen Fieber

1 kg gewaschene vollreife Himbeeren mit einer Gabel zerdrücken, 5 EL Holunderblütenzucker dazugeben. Masse einen Tag im Kühlschrank ziehen lassen. Aufkochen, abseihen und mit Wildblütenhonig mischen. In dunkle Flaschen füllen, mehrmals täglich einen Teelöffel in warmen Beerentee einrühren und in kleinen Schlucken trinken.

Mein persönlicher Tipp: Samen-Hustenkiller

Moltebeeren mit Wasser aufgießen, Apfelstückchen dazugeben, ziehen lassen und jeden Tag ein Glas trinken.
Ganz wichtig: *Bei Gastritis, Magengeschwüren und Zwölffingerdarmgeschwür bitte unbedingt auf Moltebeeren verzichten!*

Heilungsdampfbad bei Nasennebenhöhlenentzündungen

Reichlich Holunderblüten in einem großen Topf mit Wasser aufsetzen, kurz aufkochen, ziehen lassen, unter einem Handtuch inhalieren. Löst selbst hartnäckige Verschleimungen und wirkt entzündungshemmend.

Mein persönlicher Tipp:

Bei Nasenbluten Pulver von getrockneten Blättern des Schwarzen Holunders in die Nase geben. Den Kopf ein paar Minuten zurücklegen. Hilft schnell!

Und noch ein Tipp: Holunderbeerensaft –
die stärkende Allzweckwaffe gegen Erkältungsbeschwerden aller Art

1 kg frische Holunderbeeren 2–3 min in 200 ml Wasser aufkochen, sieben, 20 g Honig dazugeben, noch einmal kurz aufkochen und in dunkle Flaschen füllen.

Täglich vorbeugend 1 EL davon in heißen Tee geben und trinken.

HERZ-KREISLAUF-BESCHWERDEN

Schwarzer Holunderwein zur Stärkung

100 g abgekochte Holunderbeeren und 50 g Holunderblätter mit einer Flasche Rotwein aufgießen. Zwei Tage ziehen lassen, dann filtern. Täglich vor dem Schlafengehen ein Glas trinken.

Anregender Nordlicht-Drink aus Schwarzen Johannisbeeren

Man gibt 50 g Blätter der Schwarzen Johannisbeere in 1 l kochendes Wasser. Der Tee zur Behandlung von Bluthochdruck muss 10 min ziehen. Von diesem Tee trinkt man über den Zeitraum von 20 Tagen täglich 3 Tassen, die erste Tasse nimmt man morgens auf nüchternen Magen zu sich.

Natürlicher Blutdrucksenker

200 g Heidelbeersaft oder -pulver mit Wasser oder Mandelmilch verquirlen und jeden Morgen trinken.

Ausgleichender Gojibeerentee

Bei der Zubereitung eines Gojibeerentees genügen 1–2 TL getrocknete Früchte für eine Tasse Tee. Die Beeren mit kochendem Wasser aufgießen und etwa 5–10 min ziehen lassen. Wer möchte, kann den Gojibeerentee noch mit 1 TL Honig süßen.

Infarktvorbeuger

200 g Erdbeeren pürieren, mit 1 TL Mandelmus und frischer Vanille verrühren, täglich essen.

Mein ganz persönlicher Tipp:

Ich halte mein Herz mit einem alten Schweizer Rezept fit:
Brombeeren mit roten Trauben kurz aufkochen, einen Schuss Kirschsaft dazugeben. Mein Erfolgsrezept in Stresszeiten!

HAUTPROBLEME UND WUNDEN

Erdbeerscheiben gegen Schürfwunden
Erdbeeren dachziegelartig in Scheiben auf die Wunde legen, mit einer Mullbinde umwickeln und etwa 1 h wirken lassen.

Holunder gegen Herpes
Frische Holunderbeeren zerquetschen und auf die vom Herpes betroffene Stelle legen.

Eitrige Wunden mit Beeren versorgen
Moltebeerenblätter oder Pulver aus getrockneten Blättern auf die Wunde geben, alternativ wirkt eine Holunderblütentinktur.

Moltebeerensaft gegen Insekten- und Zeckenstiche
Stiche mehrmals mit Moltebeerensaft betupfen.

Moltebeeren gegen Verbrennungen, Rötungen und Sonnenbrand
Moltebeeren pressen und das Mus auf die betroffenen Stellen geben. Moltebeerenblätter klein geschnitten auf Wunden wirken ebenfalls blutstillend und entzündungshemmend.

Stachelbeer-Kur gegen unreine Haut
Regelmäßig Stachelbeeren frisch essen und mehrmals täglich Stachelbeertee trinken.

Himbeersud gegen fettige Haut
20 g getrocknete Himbeerblätter in 1 l kochendes Wasser geben. 10 min kochen und den Sud mit den Blättern in eine dunkle Flasche füllen. Eine Woche lang morgens und abends fettige Hautstellen damit betupfen.

Holunderblütenaufguss gegen Gerstenkörner

Einen Aufguss aus 100 g Holunderblüten und 1 l kochendem Wasser herstellen, 10 min ziehen lassen, abkühlen lassen und als Kompresse 15 min auf die betroffene Stelle auflegen.

Mein persönlicher Tipp gegen Frosthaut nach langen Winterausflügen:

30 g getrocknete Blüten vom Schwarzem Holunder in 1 l Wasser geben, 10 min kochen und weitere 15 min ziehen lassen. Die betroffenen Stellen mit dem noch warmen Sud abwaschen.

Streichel-Lotion für empfindliche Haut

100 g Blüten vom Schwarzem Holunder in 1 l kochendes Wasser geben. 10 min ziehen lassen, abfüllen, kalt stellen und als Gesichtswasser verwenden.

Absud gegen Couperose

Man gibt 30 g frische Heidelbeeren und 30 g Kamille in 1 l Wasser. 20 min leicht kochen lassen. Später etwas Aloe vera dazugeben. Nach dem Erkalten des Absuds die Flüssigkeit filtrieren und abfüllen. Zweimal täglich auf die betroffenen Hautstellen tupfen.

Heidelbeeren gegen entzündete Haut

Heidelbeersaft beziehungsweise Heidelbeermus auf schlecht heilende Wunden geben, auch bei Geschwüren. Dazu Heidelbeertee trinken.

Mein ganz persönlicher Tipp:

Roter Johannisbeersaft wirkt großartig bei hartnäckigen Hautentzündungen. Ich trinke viermal täglich 200 ml davon auf nüchternen Magen, ungesüßt.

Und noch ein Tipp:

Neurodermitis und Knitterhaut bessern sich schnell mit Johannisbeersamenöl. Es lässt sich leicht mit einem Trägeröl, zum Beispiel Olivenöl, selbst herstellen oder fertig kaufen. Die betroffenen Hautstellen regelmäßig damit betupfen.

FRAUENLEIDEN

Breiumschlag bei Brustschmerzen während der Periode

Reichlich Himbeerblätter in etwas Milch kochen, zu einem Brei verrühren, auf der schmerzenden Brust verteilen und etwa 30 min wirken lassen, die Brust währenddessen mit einem Handtuch abdecken.
Dazu innerlich:

Schwarzer Johannisbeertee gegen Brustschmerzen während der Periode

30 g Blätter der Schwarzen Johannisbeere in 1 l kochendes Wasser geben. 10 min ziehen lassen und abseihen.

Himbeerblättertee zur Geburtsvorbereitung und gegen Regelschmerzen

1 EL Himbeerblätter mit einer Tasse kochendem Wasser übergießen, 10 min abgedeckt ziehen lassen und die Blätter abseihen. Alle vier Stunden zwischen den Mahlzeiten eine Tasse trinken. Als Dosierung pro Tag werden 6–8 g Himbeerblätter empfohlen. Bei Bedarf mit Honig süßen.

Absud zur Unterleibsentspannung

50 g Brombeerblätter und 50 g Frauenmantelkraut aufkochen und ziehen lassen, mehrmals täglich ein Glas davon trinken.

Ausgleichs-Smoothie bei Wechseljahresbeschwerden und Hitzewallungen

Bunte Beerenmischung, Apfel, Karotte und eine halbe Paprikaschote im Standmixer pürieren und mit etwas Mandelmilch abrunden. Täglich trinken.

Absud mit Heidelbeerblättern und Brombeerblättern gegen Blasenentzündung

Jeweils 20 g Heidelbeer- und Brombeerblätter in 1 l Wasser geben, 2 min kochen und 15 min ziehen lassen. Man trinkt täglich vier Tassen. Besonders gut entfaltet sich die Heilkraft, wenn man etwas Hagebutte dazugibt.

Mein persönlicher Tipp:

Preiselbeersaft ist mein Wundermittel gegen Blasenentzündung. Ich trinke ihn vorbeugend regelmäßig kalt und im Akutfall warm.

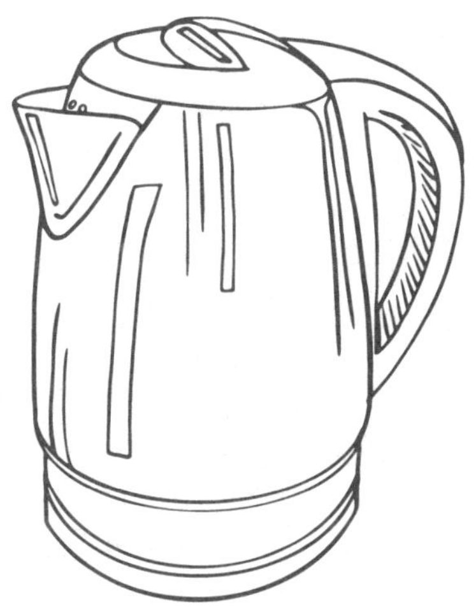

IMMUNSYSTEM

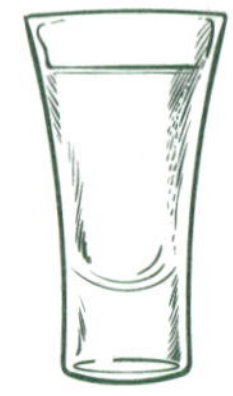

Aufbau-Shot

Erdbeeren mixen, je 100 ml Orangen- und Traubensaft dazugeben, mit frischer Minze abschmecken – baut blitzschnell auf!

Gojibeerenmus bringt uns wieder auf die Beine

2 Handvoll getrocknete Gojibeeren, Zitronensaft, 1 geriebenen Apfel und 2 TL Chiasamen verrühren und pur naschen.

Appetitanreger

Eine kleine Schale Rote Johannisbeeren und einen halben Apfel mit Weißwein aufgießen, kurz aufkochen lassen und einen Tag ziehen lassen. Ein kleines Glas vor jeder Mahlzeit trinken.

Kraftbringer

Jeweils 1 EL Stachelbeeren, Erdbeeren, Heidelbeeren und Himbeeren mixen, jeweils eine Feige, Orange und einen Apfel dazugeben. Alles pürieren und mit einem Schuss Kürbiskernöl abschmecken.

Energiebooster

1 Handvoll Erdbeerblätter in eine Tasse heiße Milch geben, mit ½ TL Honig verrühren und alles 15 min ziehen lassen. Entspannt trinken.

Nordische Frühlingskur

150 g Blaubeeren, 50 g Brombeeren, Preiselbeer- oder Cranberrysirup, eine kleine Tasse grünen Tee und etwas Nussöl pürieren und mit Pistazienkernen garnieren.

Berner Entgiftungsmix

400 g Erdbeeren, 2 Äpfel, 2 cm Ingwer, Löwenzahn, Feldsalat, 1 Zitrone, 100 ml Wasser pürieren und vier Wochen lang jeden Morgen nüchtern trinken.

Heidelbeergeist als Muntermacher

3 Handvoll frische Heidelbeeren mit Branntwein übergießen, das Glas verschließen und stehen lassen. 1 EL Heidelbeerbranntwein hilft bei Schwäche, kann auch mit Wasser verdünnt werden.

Mein ganz persönlicher Tipp:
Sanddornbeerengelee gegen Schwäche und Müdigkeit

Sanddornbeeren 20 min bei kleiner Hitze mit ein wenig Wasser kurz aufkochen, danach die Masse sieben. 100 g Zucker dazugeben und alles erneut unter ständigem Rühren 30 min noch einmal leicht köcheln lassen. Das Gelee direkt heiß in Gläser abfüllen. Täglich 2–3 EL zu Joghurt oder auch auf ein Brot geben.

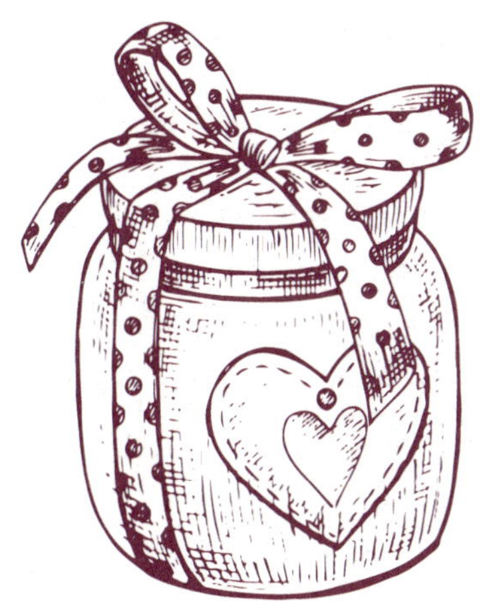

SCHÖNHEITSPFLEGE

Pflegendes Erdbeerpeeling

50 g Erdbeeren, 1 EL Öl, 1 EL Leinsamen oder Mohn und 1 TL Honig verrühren, auftragen, einmassieren und 30 min wirken lassen. Abwaschen und die Haut in neuem Glanz erstrahlen lassen. Wichtig: Das Peeling immer frisch zubereiten und direkt verwenden!

Erdbeermaske bei Stresshaut

1 Handvoll frische Erdbeeren pürieren, etwas Zitronensaft und ½ EL Hautcreme dazugeben, alles verrühren. Großzügig auftragen und 15 min einwirken lassen.

Streicheleinheit für trockene Körperhaut

¼ l Olivenöl mit einer Handvoll Holunderblüten mischen, mehrere Tage an einem dunklen Platz stehen lassen und regelmäßig etwas davon ins Badewasser geben.

Hagebuttensamenöl gegen Falten, Altersflecken, Rötungen und Schuppen

Das Hagebuttensamenöl einfach abends als kostbare Hautpflege benutzen, Hände und Dekolleté nicht vergessen. Kurz einwirken lassen! Das Öl wirkt entzündungshemmend und normalisiert die Talgdrüsenfunktion.

Anti-Cellulite-Tee

Je 10 g Johannisbeerblätter und Eschenblätter mit 1 l kochendem Wasser aufgießen. Die Blätter müssen 15 min ziehen. Den wohlschmeckenden Tee dreimal täglich über einen längeren Zeitraum genießen.

Anti-Aging-Saft

Reife Sanddornfrüchte entsaften, ein Drittel Johannisbeersaft dazugeben und zusammen mit Zucker 20 min kochen, dann luftdicht in sterile Flaschen abfüllen. Täglich ein kleines Gläschen trinken.

Blutreinigungstee für reine, frische Haut

Jeweils 50 g Himbeerblätter, Brombeerblätter, Brennnesselblätter, Holunderblütenblätter und Löwenzahnblätter mischen. Für die Zubereitung des Tees 1 TL der Mischung auf eine Tasse Wasser geben, zwei- bis dreimal täglich trinken.

Entspannungsmaske

Moltebeeren pürieren, mit etwas Honig und frischer Vanille verrühren, auftragen, 30 min entspannen.

Himbeerblätterkompresse gegen rote Augen

20 g Himbeerblätter mit 1 l kochendem Wasser übergießen. 10 min ziehen lassen und ein kleines Baumwolltuch damit tränken. 30 min auf die geschlossenen Augen legen und entspannen.

Doppelkur mit Schwarzem Holunder für strahlende Augen

Man gibt 50 g Blüten des Schwarzen Holunders in 1 l siedendes Wasser. Die Blüten müssen 15 min ziehen. Als Tee trinken und als Kompresse nutzen.

Blaubeeren gegen Hautunregelmäßigkeiten

Blaubeeren, Maismehl, Saft einer halben Zitrone und 1–2 EL Honig miteinander vermischen und cremig rühren. Auftragen, 10–20 min einwirken lassen. Danach lauwarm abspülen.

Mein persönlicher Tipp: Erdbeer-Kur

Einen Tag lang ausschließlich Erdbeeren essen, dazu Mineralwasser und ungesüßten Kräutertee trinken, zum Beispiel Brennnesseltee. Entgiftet die Verdauungsorgane und macht schlank.

Und noch ein Tipp: Nordland-Packung bei stumpfem Haar

Moltebeerenöl mit ½ TL Honig verrühren, auftragen und mindestens 30 min einwirken lassen. Gründlich ausspülen.

DEPRESSIONEN UND STIMMUNGSTIEFS

Happy-Drink

Ein Glas Gojibeerensaft mit einem Schuss Zitrone, Ananasstückchen und etwas Honig vermischen, jeden Morgen zum Start in den Tag trinken.

Wildrosenöl gegen Depressionen

Aromatherapie mit ätherischem Wildrosenöl wirkt Wunder, besonders in der dunklen Jahreszeit. Bei uns wird es an manchen Tagen überhaupt nicht hell. Mit der Therapie strahlen Sie trotzdem!

NIEREN, LEBER UND DIABETES

Förderung der Nierenfunktion

Jeweils 20 g Blätter der Schwarzen Johannisbeere und Himbeerblätter in 1 l kochendes Wasser geben. 10 min ziehen lassen und mehrmals täglich trinken.

Moltebeerenblättertee zur Vorbeugung von Nierensteinen

1 EL getrocknete Moltebeerenblätter mit einem Glas kochendem Wasser übergießen, 40 min ziehen lassen, abseihen, wieder mit Wasser aufgießen und jeweils 50 ml viermal täglich vor den Mahlzeiten trinken.

Tee aus Hagebuttenkernen

Für den Tee kann man sowohl die ganzen Kerne als auch die grob geschroteten oder gemahlenen verwenden. 1 EL getrocknete Hagebuttenkerne in 250 ml kaltes Wasser geben und zugedeckt über Nacht stehen lassen. Am nächsten Morgen zum Kochen bringen und 20–30 min köcheln lassen.

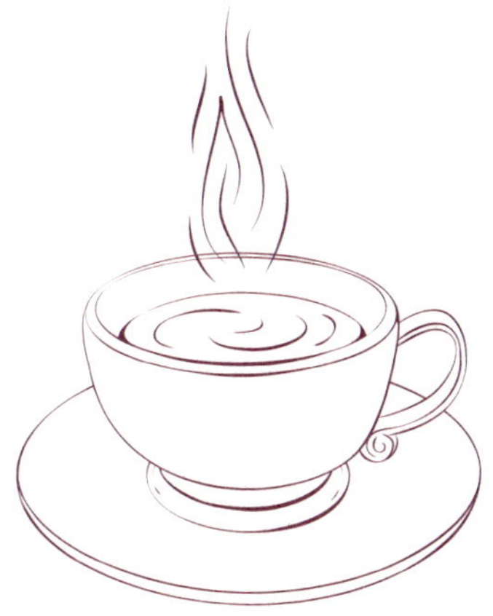

Lebertee

50 g getrocknete Blüten vom Schwarzen Holunder in 1 l kochendes Wasser geben. Die Blüten werden einmal kräftig umgerührt und sofort wieder abfiltriert.

Leber-Shot

Aus je 30 g Blättern vom Schwarzen Johannisbeerstrauch und Brombeerstrauch, 30 g Artischockenblättern und 25 g Löwenzahnblättern eine Heilpflanzenmischung herstellen. Alle Heilkräuter müssen vor der Verwendung gut getrocknet sein. Von dieser Heilpflanzenmischung 3 TL in eine Tasse kaltes Wasser geben und dieses zum Kochen aufsetzen. Heilkräutermischung 1 min leicht kochen und vor dem Abseihen weitere 10 min ziehen lassen.

Absud aus Heidelbeerblättern und Echter Geißraute als Diabeteskur

Man gibt 30 g getrocknete Heidelbeerblätter und 15 g getrocknete Echte Geißraute in 1 l kochendes Wasser. Die Pflanzen müssen 5 min ziehen.

Mein persönlicher Tipp: Heidelbeermus gegen erhöhten Blutzucker

Heidelbeeren helfen, den Blutzucker in den Griff zu bekommen. Deshalb täglich frische oder tiefgefrorene Heidelbeeren zerstampfen und pur genießen oder als Brotaufstrich und Beilage. Ich liebe das Mus mit Haferflocken und einem Schuss Walnussöl.

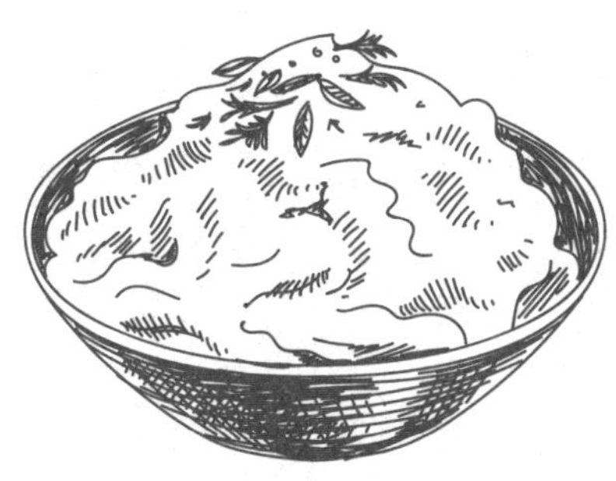

Und noch ein Tipp: Hütten-Likör mit Gesundheitseffekt

250 g gereinigte und gewaschene Sanddornbeeren leicht zerstampfen, die Früchte in eine gut verschließbare Flasche füllen, 300 g Zucker dazugeben und mit 1 Flasche Doppelkorn aufgießen. Die Flüssigkeit vier Wochen an einem hellen Ort stehen lassen und gelegentlich schütteln. Abseihen und den Likör ab und zu genießen.

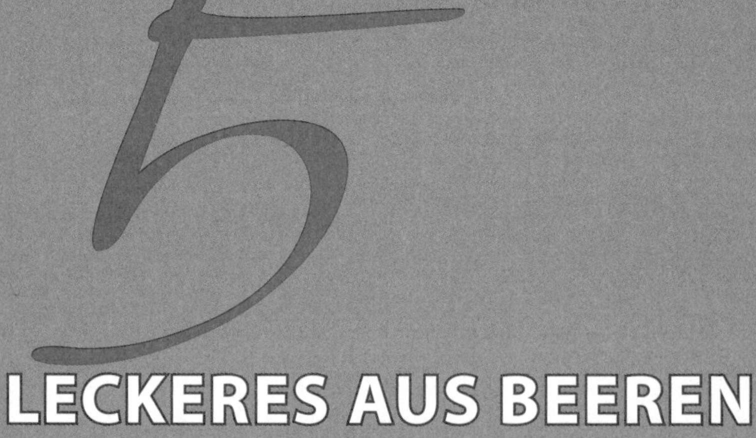

5 LECKERES AUS BEEREN

Meine Lieblingsrezepte aus Süd und Nord

Schwedischer Halloumi-Himbeer-Salat

Zutaten:
2 Päckchen Halloumi
2 Tomaten
1 Paprika
5 EL Olivenöl
3 EL Balsamico
1 EL milder Senf
Salz
Pfeffer
100 g Himbeeren
200 g Rucola

Zubereitung:
Halloumi in Scheiben, Tomaten und Paprika in Stückchen schneiden.
Wenig Öl erhitzen. Halloumi bei mittlerer Hitze beidseitig anbraten.
Öl, Balsamico und Senf verrühren. Mit Salz und Pfeffer abschmecken.
Halloumi, Tomaten, Paprika, Himbeeren und Rucola anrichten.
Mit Dressing beträufeln und servieren.

Gojibeeren-Kiruna-Salat

Zutaten:
20 g getrocknete Gojibeeren
200 g Tofu in Scheiben
Olivenöl
150 g Kirschtomaten
40 g Sonnenblumenkerne
1 Zwiebel
Salz
Pfeffer
300 g Blattsalat
Balsamico

Zubereitung:
Beeren ca. 20 min in kaltem Wasser einweichen, Tofuscheiben in Öl sanft anbraten, Tomaten vierteln. Sonnenblumenkerne kurz anrösten, Zwiebel schälen und fein würfeln. Beeren in einem Sieb abtropfen lassen. Balsamico kräftig mit Salz und Pfeffer würzen. Öl, Zwiebeln und Beeren unterrühren. Salat, Vinaigrette und Tomaten vermischen. Tofuscheiben auf dem Salat anrichten, Sonnenblumenkerne darüberstreuen.

Cranberrysalat

Zutaten:
2 Äpfel
1 Zucchini
100 g Weintrauben
1 Handvoll Walnüsse
1 Becher Sojajoghurt
Feldsalat
Salz
Pfeffer
150 g getrocknete Cranberrys

Zubereitung:
Äpfel und Zucchini klein schneiden, Weintrauben halbieren. Die Nüsse in einer Pfanne anrösten. Alle Zutaten mit dem Salat in einer großen Schüssel vermengen. Joghurt mit Salz und Pfeffer vermischen und über den Salat gießen. Cranberrys darüberstreuen.

Schweizer Blattsalat mit Heidelbeeren

Zutaten:
gemischter Blattsalat
100 g Heidelbeeren
1 Gurke
1 EL Himbeeressig
½ TL Senf
½ TL Honig
Salz
Pfeffer
Olivenöl
50 g Feta
2 EL Walnüsse

Zubereitung:
Den Salat zupfen, die Blaubeeren in einem Sieb abbrausen und abtropfen lassen, Gurke in Stückchen schneiden.
Für das Dressing Essig, Senf, Honig, Salz und Pfeffer verrühren, und das Öl unterrühren. Den Salat, die Gurkenstückchen und die Heidelbeeren mit der Vinaigrette vermischen. Mit zerbröseltem Feta und grob gehackten Walnüssen bestreut servieren.

Erdbeersalat mit Mozzarella

Zutaten:
250 g Erdbeeren
1 Apfel
1 Orange
100 g Mozzarella
50 g Spinatblätter
Basilikum
Orangensaft
Balsamico (hell)
Salz
Pfeffer
Olivenöl

Zubereitung:
Erdbeeren halbieren, Apfel und Orange schälen und klein schneiden, Mozzarella in Scheiben schneiden, alles vermischen und die Spinatblätter sowie einige Basilikumblätter unterheben. Orangensaft mit Balsamico, Salz, Pfeffer und Olivenöl verquirlen. Die Sauce vorsichtig mit dem Salat mischen und sofort servieren.

Schweizer Käsesalat mit Beeren

Zutaten:
100 g Gouda
100 g Emmentaler
100 g Rote Johannisbeeren
100 g Stachelbeeren
100 g Gurke
100 g Paprika
2 EL Himbeeressig
2 EL Öl
Salz
Pfeffer
evtl. Weißwein
Frische Kresse
Schnittlauch

Zubereitung:
Den Käse in kleine Würfel schneiden. Johannisbeeren waschen und von der Rispe streifen. Stachelbeeren halbieren. Gurke in Scheiben und Paprika in Würfel schneiden. Alles in eine Schüssel geben.
Himbeeressig mit Öl, Salz, Pfeffer und bei Bedarf etwas Weißwein verrühren und vorsichtig unter Käse und Früchte mischen.
Frische Kresse und Schnittlauchröllchen darüberstreuen.

Salat mit Himbeersenf und paniertem Feta

Zutaten:
1 Feta
2 EL Mehl
2 Eier
Semmelbrösel
1 EL Himbeeressig
Salz
Pfeffer
Olivenöl
Rotwein
100 g Himbeeren
1 EL Honig
1 EL scharfer Senf
100 g gemischter Blattsalat

Zubereitung:
Feta halbieren, doppelt mit Mehl, Eiern und Semmelbröseln panieren, kühlen. Himbeeressig mit Salz, Pfeffer und Öl verrühren, einen Schuss Rotwein dazugeben. Himbeeren mit einer Gabel zerdrücken und mit Honig und Senf verrühren. Panierten Feta in Öl anbraten und kurz auf Küchenpapier abtropfen lassen. Den Salat mit der Vinaigrette mischen und auf Tellern anrichten. Mit Feta und dem Himbeersenf servieren.
Tipp: Falls es mal wieder schnell gehen soll – für den Himbeersenf nehme ich Tiefkühl-Himbeeren.

Couscoussalat mit Beeren

Zutaten:
300 g Couscous
Gemüsebrühe
100 g Heidelbeeren
100 g Himbeeren
100 g Brombeeren
3 EL Zwiebeln
1 Gurke
1 Zucchini

Zubereitung:
Couscous in Gemüsebrühe nach Anleitung zubereiten und abkühlen lassen, Heidelbeeren, Himbeeren und Brombeeren, klein gehackte Zwiebeln und in Würfel geschnittene Gurke dazugeben. Zucchini ebenfalls in Würfel schneiden, in etwas Öl anbraten und untermischen. Mit Olivenöl und reichlich Pfefferminzblättern abschmecken.
Tipp: Schmeckt köstlich mit warmem Preiselbeermus!

Sanddorn-Dressing für besonders vitaminreiche Salate

Zutaten:
3 EL Sanddornsaft
3 EL Olivenöl
1 EL Honig
Ingwer, gerieben
Salz
Pfeffer

Zubereitung:
Sanddornsaft, Olivenöl, Honig und den Ingwer mit etwas Salz und Pfeffer kräftig verquirlen. Nach Geschmack zu knackigen Salaten servieren.

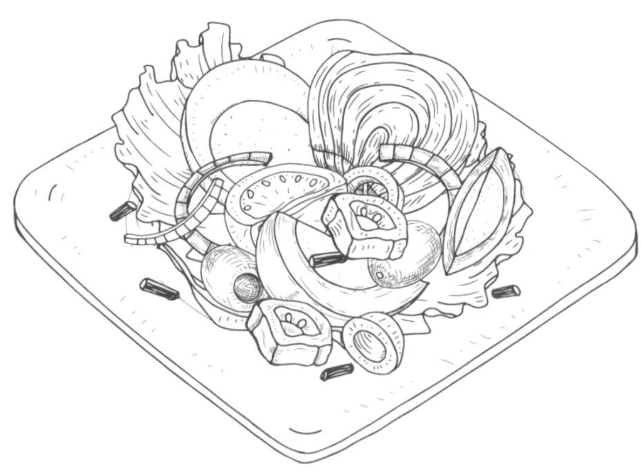

Beerensuppe für heiße Sommertage – ein Mittsommernachtstraum

Zutaten:
100 g Erdbeeren
100 g Himbeeren
100 g Rote Johannisbeeren
1 Apfel
1 TL weißer Pfeffer
Pfeffer, schwarz
Balsamico, dunkel
Minzblätter

Zubereitung:
Erdbeeren, Himbeeren und Johannisbeeren, den Apfel und den weißen Pfeffer pürieren. Mit schwarzem Pfeffer und etwas Balsamico abschmecken, gehackte Minzblätter darüberstreuen.
Tipp: Kühlt im Sommer und schmeckt köstlich!

Holundersuppe – meine gesunde Streicheleinheit für die Seele

Zutaten:
250 g Holunderbeeren
50 g Honig
etwas Zitronensaft
etwas Crème fraîche

Zubereitung:
Holunderbeeren pürieren, ½ l Wasser dazugeben, mit Honig und Zitronensaft aufkochen, durch ein Sieb geben, etwas Crème fraîche unterheben und genießen.

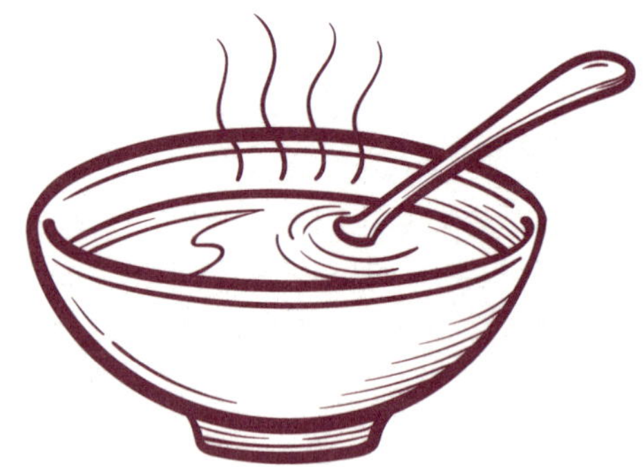

Sanddorn-Möhren-Suppe

Zutaten:
200 g Sanddornbeeren
½ Stange Porree
1 Apfel
500 g Möhren
2 EL Olivenöl
Salz
Pfeffer
Schlagsahne und Sojasauce nach Geschmack

Zubereitung:
Die frischen Beeren in eine Schüssel geben und mit etwas Wasser pürieren. Die Masse durch ein Sieb streichen und das Mus auffangen. Porree in Ringe schneiden, Apfel und Möhren in Stücke schneiden. Die Gemüse- und Obststücke in einer Pfanne mit etwas Öl anbraten, mit Salz und Pfeffer würzen und etwas reduzieren lassen. Pürieren und zuletzt das Sanddornmus unterrühren, mit Wasser aufgießen, bis die Konsistenz saucenartig wird.
Alles verrühren, nach Geschmack mit Schlagsahne abschmecken und einen Spritzer Sojasauce dazugeben, mit in Öl gerösteten Weißbrotscheiben garnieren.

Sommerliche Beerensuppe

Zutaten:
200 g Erdbeeren
200 g Rote Johannisbeeren
200 g Brombeeren
200 ml Weißwein
etwas Speisestärke
Löffelbiskuit

Zubereitung:
Erdbeeren je nach Größe halbieren oder vierteln. Johannisbeeren waschen und von den Rispen streifen. Brombeeren dazugeben. Einige Früchte zur Seite legen, die restlichen Früchte mit dem Wein in einem Topf aufkochen und einige Minuten köcheln lassen, bis die Beeren weich sind. Dann durch ein Sieb passieren und zurück in den Topf geben. Speisestärke nach Herstellerempfehlung in die Fruchtmasse geben und aufkochen lassen. Übrige Früchte unterheben und alles abkühlen lassen. Zum Servieren in Dessertschälchen füllen und mit Löffelbiskuit garnieren.

Arktische Kartoffelsuppe mit Beeren

Zutaten:
1 Zwiebel
750 g Kartoffeln
Olivenöl
Gemüsebrühe
200 g Johannisbeeren
Tofu in Scheiben
Salz
Pfeffer
Petersilie
Schlagsahne nach Geschmack
Anis
Balsamico (hell)
einige Johannisbeeren

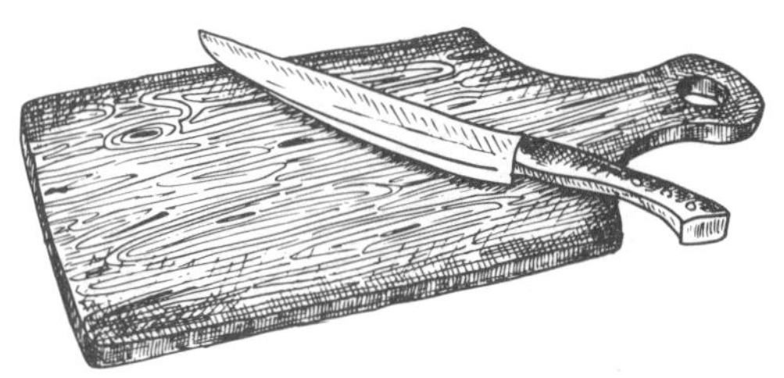

Zubereitung:
Zwiebel schälen und fein würfeln. Kartoffeln schälen und in kleine Stücke schneiden, beides in Öl andünsten. Brühe zugießen, aufkochen und zugedeckt köcheln lassen, bis die Kartoffeln fast weich sind. Johannisbeeren dazugeben, 1 min weiter kochen lassen. Inzwischen Tofuscheiben mit Salz und Pfeffer würzen und kurz anbraten. Petersilie grob hacken. Suppe pürieren, Schlagsahne nach Geschmack unterrühren und mit Salz, Pfeffer und Anis abschmecken. Tofuscheiben, Johannisbeeren und Petersilie dazugeben und nochmals kurz aufkochen. Suppe anrichten, mit etwas Petersilie und Johannisbeeren bestreuen.

HAUPTGERICHTE

Pasta mit Gojibeeren und Tomaten

Zutaten:
1 EL getrocknete Gojibeeren
500 g Tomaten
Knoblauchzehen
Minze
Salz
Pfeffer
Olivenöl
400–500 g Pasta nach Vorliebe
Pinienkerne
Vollkornbrotbrösel

Zubereitung:
Gojibeeren in 3 EL warmem Wasser einweichen. Tomaten würfeln, Knoblauch hacken, Minze klein schneiden. Alles mit den Gojibeeren mischen, salzen, pfeffern und das Öl unterrühren. Pasta kochen. In der Zeit die Pinienkerne mit Brotbröseln in einer Pfanne rösten. Fertig gekochte Nudeln mit Sauce mischen und mit der Pinien-Brotbrösel-Mischung bestreuen.
Tipp: Brotbrösel sind die vegane Antwort auf Parmesan. Wer will, würzt die Brösel mit Rosmarin oder Thymian.

Brombeer-Flammkuchen

Zutaten:

Für das Topping
1 rote Zwiebel
Crème fraîche
50 g Champignons
500 g Brombeeren
Basilikum
Pfeffer

Für den Boden
250 g Mehl
1 Päckchen Hefe
Salz
3 EL Olivenöl

Zubereitung:

Alle Zutaten für den Boden in einer Schüssel zusammenkneten. Den Teig mit einem Tuch abdecken und für 40 min an einem warmen Ort gehen lassen. Backblech mit Backpapier auslegen und leicht mit Mehl einstauben. Den Teig auf das Backpapier legen, dünn mit einem Nudelholz ausrollen und für 5–10 min bei 50–80 °C vorbacken. In der Zeit die Zwiebeln zu Ringen schneiden. Den vorgebackenen Boden aus dem Ofen nehmen, mit Crème fraîche bestreichen, mit den Zwiebeln, Champignons und Brombeeren belegen und für 15–20 min bei 180 °C weiterbacken. Vor dem Servieren den Flammkuchen mit Basilikum garnieren und mit etwas Pfeffer bestreuen.

Ricotta-Nuss-Crêpes mit Pilzen und Johannisbeeren

Zutaten:

50 g Butter
100 g Mehl
250 ml Vollmilch
1 Ei
Salz
75 g Johannisbeeren
3 EL Crema di Balsamico
50 g Walnusskerne
50 g Haselnusskerne
50 g Sonnenblumenkerne
500 g Champignons oder Austernpilze
Olivenöl
250 g Frischkäse
Thymian
Pfeffer
Parmesan

Zubereitung:

Weiche Butter, Mehl, Milch, Ei und etwas Salz zu einem Crêpe-Teig verrühren. Die Johannisbeeren von den Rispen streifen und mit Crema di Balsamico mischen. Walnüsse, Haselnusskerne und Sonnenblumenkerne etwas anrösten und fein hacken.

Pilze würfeln, in Olivenöl andünsten und würzen. Frischkäse, Nussmischung, Thymian, Salz und Pfeffer untermischen. In einer Pfanne Crêpes backen, mit der Frischkäsemasse bestreichen und rollen. Anschließend die Johannisbeermasse dazugeben, auf Wunsch mit Parmesan bestreuen.

Spargel mit Erdbeervinaigrette

Zutaten:
1 kg weißer Spargel
Salz
Zucker
200 g Erdbeeren
4 EL Orangensaft
2 EL Rotweinessig
Pfeffer
4 EL Olivenöl
Basilikum
Weißbrot- oder Vollkornbrotscheiben

Zubereitung:
Spargel schälen, in kochendes Salzwasser (mit etwas Zucker) geben und bissfest kochen. Die Hälfte der Erdbeeren würfeln. Die andere Hälfte mit Orangensaft, Essig, Salz, 1 TL Pfeffer und Öl fein pürieren. Basilikum klein hacken und mit den Erdbeerwürfeln unter die Vinaigrette mischen. Abgetupften Spargel kurz anbraten, Erdbeervinaigrette darübergeben und mit gerösteten Weißbrot- oder Vollkornbrotscheiben servieren.

Hagebutten-Chutney

Zutaten:

500 g Hagebutten, entkernt
1 Zwiebel
1 Knoblauchzehe
1 Chilischote
3 Feigen
1 EL Rosinen
1 TL Salz
1 Stück Ingwer
Pfeffer
Zimt
Nelkenpulver
4 EL Zitronensaft
4 EL Obstessig
Rotwein
250 g Zucker

Zubereitung:

Alle Zutaten möglichst klein schneiden, mit den Gewürzen, Zitronensaft, Essig und Zucker vermengen und in einem Topf 20 min köcheln lassen. Anschließend einen Schuss Rotwein zufügen. Das heiße Chutney anschließend in die vorbereiteten Gläser füllen und diese gut verschließen.

SNACKS UND FRÜHSTÜCK

Moltebeeren-Kompott auf warmem Porridge – mein schwedisches Winterfrühstück

Zutaten:
300 g Moltebeeren
1 EL Ahornsirup
1 TL Mandelmus
frische Vanilleschote

Zubereitung:
Beeren, Sirup und Mus vorsichtig erhitzen, bis die Beeren zerfallen und sich cremig verrühren lassen, mit frischer Vanille abschmecken.
Tipp: Schmeckt köstlich zu warmem Porridge!

Tiny-House-Porridge mit Schmand und Beeren

Zutaten:

Für das Porridge
125 g Roggenbrot
170 ml dunkles Bier
½ Zitrone
30 g Honig
½ TL Zimt
½ TL Ingwerpulver
Salz

Für das Topping
80 g Brombeeren (ersatzweise Johannisbeeren oder TK-Beeren)
100 g saure Sahne

Zubereitung:

Brot in sehr kleine Würfel schneiden, mit Bier, Zitronensaft, etwas Wasser, Honig, Zimt, Ingwer und 1 Prise Salz in einem Topf mischen und zugedeckt mehrere Stunden bei Raumtemperatur quellen lassen. Anschließend die Brotmischung langsam aufkochen und bei kleiner Hitze unter Rühren weiter kochen, bis eine cremige Masse entsteht. Nach Belieben mit etwas Wasser aufgießen. Für das Topping Brombeeren und saure Sahne verrühren. Das Porridge auf vier Schälchen verteilen, jeweils 1 EL Beerensahne daraufgeben und mit frischen Brombeeren bestreuen.
Tipp: Man kann das Porridge warm oder kalt servieren – es schmeckt in jedem Fall lecker!

Snowtrail-Dogcamp-Preiselbeercreme – Musher-Mus von Lottis

Zutaten:
500 g Preiselbeeren
1 Apfel
etwas Zitronensaft
Zucker nach Geschmack

Zubereitung:
Einfach alles zusammen zerstampfen und zu Brot und Käse genießen.

Schweizer Birchermüesli – Schweden-Edition

Zutaten:
100 g Dinkelflocken
100 g Haferflocken
50 g Haselnüsse, gemahlen
25 g Gojibeeren
300 ml Sojamilch
300 g Mandeljoghurt
25 g Himbeeren, getrocknet
1 frische Vanilleschote
2 EL Ahornsirup
2 Äpfel
500 g frische Beeren

Zubereitung:
Dinkel- und Haferflocken, Haselnüsse, Gojibeeren und Sojamilch in einer Schüssel vermischen. Mandeljoghurt mit den getrockneten Himbeeren in den Mixer geben und gut pürieren, mit der Vanille abschmecken und zu dem Flockenmix geben. Bei Bedarf mit Ahornsirup süßen, 30 min stehen lassen und von Zeit zu Zeit umrühren. Äpfel fein reiben und mit den frischen Beeren unterheben.

DESSERTS

Hollermousse mit Beeren

Zutaten:
5 Blätter weiße Gelatine
300 g Joghurt
100 g Quark
etwas Zitronenschale
20 g Zucker
50 ml Holunderblütensirup
150 ml Schlagsahne
150 g frische Erdbeeren
50 ml Erdbeersirup
Minzblätter
Schokoladenraspel

Zubereitung:
Gelatine in kaltem Wasser einweichen. Joghurt, Quark, Zitronenschale, Zucker und Sirup verrühren. Sahne schlagen.
Die ausgedrückte Gelatine in einem Topf bei niedriger Temperatur schmelzen. 2 EL von der Creme in die Gelatine rühren und dann gut mit der Creme verrühren. Die Sahne unter die Creme heben und in eine Schüssel füllen. Abgedeckt mindestens 3 h kalt stellen.
Erdbeeren waschen, putzen, trocken tupfen und in Stückchen schneiden. In eine Schüssel geben und mit dem Sirup vermischen.
Zum Servieren von der Mousse Nocken abstechen und mit den Erdbeeren anrichten. Mit Minze und Schokoladenraspeln garnieren.
Tipp: Holunderblütensirup lässt sich leicht selbst machen. Fünf bis sechs Zweige Holunderblüten über Nacht in 1 l Wasser einlegen. Am nächsten Tag mit 1 kg Zucker zu Sirup einkochen. Sieben und in eine Flasche mit Schraubverschluss geben.

Balsamico-Erdbeeren

Zutaten:
500 g Erdbeeren
1 EL Honig
1 TL Vanillezucker
Crema di Balsamico
Basilikum

Zubereitung:
Erdbeeren in Viertel schneiden. Honig, Vanillezucker und Crema di Balsamico vermengen. Erdbeeren in der Marinade mischen, in Schüsselchen abfüllen und mit Basilikumblättern dekoriert servieren.

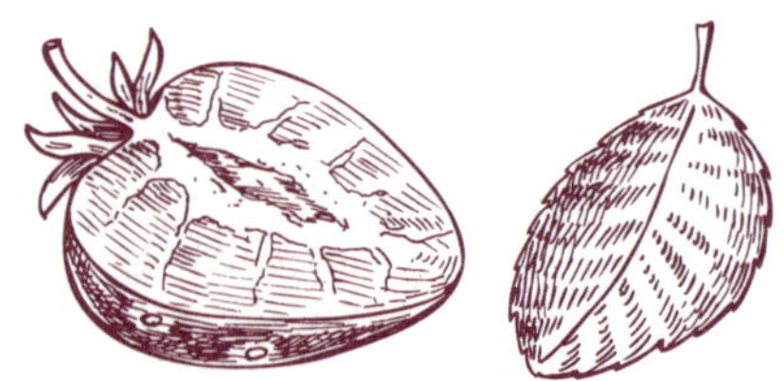

Finnischer Himbeerschaum

Zutaten:
500 g Himbeeren
150 g Grieß, fein
100 g Zucker

Zubereitung:
Himbeeren mit etwas Wasser pürieren. In einen großen Topf mit 1 l Wasser geben, die Masse zum Kochen bringen. Grieß und Zucker vermischen. Die Beeren vom Herd nehmen und unter ständigem Rühren das Grieß-Zucker-Gemisch hinzugeben. Den Brei unbedingt noch einmal aufkochen lassen und dann auf kleiner Hitze etwa 5 min köcheln lassen.
Abkühlen lassen, bis der Brei handwarm ist, mit einem Handmixer kräftig aufschlagen und vollständig abkühlen lassen.
Achtung: Traditionell wird dieser Schaum mit Preiselbeeren zubereitet, Sie können aber auch sämtliche anderen Beeren nehmen. Ich liebe ihn mit Himbeeren!
Tipp: Entstehen trotz des Rührens kleine Grießklumpen, einfach mit einem Stabmixer wegpürieren.

Puolukkaliemi – finnische Preiselbeergrütze

Zutaten:
500 g Preiselbeeren
150 g Zucker
2 EL Speisestärke
200 g Schlagsahne
weiße Schokolade, gerieben

Zubereitung:
Die Preiselbeeren in wenig Wasser mit dem Zucker erhitzen, vorsichtig umrühren. Speisestärke mit Wasser glatt rühren, zugießen und aufkochen lassen. Die Grütze im Kühlschrank erkalten lassen und auf Dessertteller stürzen, mit Sahne und geriebener Schokolade garnieren.
Tipp: Ich liebe Eierlikör dazu!

Umhüllte Moltebeeren

Zutaten:
3 Eier
150 g Zucker
½ TL Backpulver
90 g Mehl
300 g Moltebeeren (oder Himbeeren)
200 g Crème fraîche
Zucker nach Geschmack

Zubereitung:
Eigelb mit Zucker schaumig rühren, das mit dem Backpulver vermischte Mehl unterheben. Teig in eine gefettete Springform (22–24 cm) geben und auf einer unteren Schiene im Ofen bei 160 °C ca. 20–25 min backen. Abkühlen lassen. Wenn der Boden abgekühlt ist, erst die Beeren, dann die Crème fraîche daraufgeben.
Eiweiß steif schlagen und den Zucker unterheben.
Die Eiweißmasse auf der Beerenmasse verteilen.
Die Form bei 200 °C in die obere Schiene des Ofens setzen und ca. 10–15 min backen. Ab und zu schauen, dass die obere Schicht nicht verbrennt.
Tipp: Lauwarm genießen.

Finnische Mustikkapannukakku – die saftigen Beerenpancakes

Zutaten:
300 g Mehl
3 TL Backpulver
70 g Zucker
1 TL Salz
3 Eier
350 ml Milch
3 EL Butter
80 g Butter
250 g Heidelbeeren

Zubereitung:
Mehl mit Backpulver, Zucker und Salz vermischen, die Eier unterrühren und alles zu einem glatten Teig verrühren.
Milch und zerlassene Butter dazugeben und den Teig 10 min quellen lassen. Jetzt die Heidelbeeren dazugeben. Den Heidelbeerteig portionsweise in die Pfanne geben und auf beiden Seiten goldbraun backen lassen.

Amerikanischer Grießpudding mit Cranberrymus

Zutaten:
½ l Milch
Salz
60 g Zucker
80 g Grieß
2 Blätter Gelatine
Rum
Zimt
½ Biozitrone (Schale)
¼ l Schlagsahne
Cranberrys, tiefgekühlt oder getrocknet
Zitronensaft
Eierlikör

Zubereitung:
Milch mit einer Prise Salz und Zucker aufkochen. Grieß unterrühren, bei geringer Hitze ca. 3 min köcheln lassen, dabei kräftig umrühren. Vom Herd nehmen und aufgelöste Gelatine unter die heiße Grießmasse rühren. Rum, Zimt und Zitronenschale untermengen und 30 min kalt stellen. Sahne aufschlagen und vorsichtig unterziehen. Den Grießpudding in eine Kastenform füllen und kalt stellen.
Beeren (getrocknete vorher einweichen) mit Zucker, Zitronensaft und Eierlikör schaumig pürieren und zu in Scheiben geschnittenem Grießpudding genießen.
Tipp: Wenn Cranberrys schlecht zu bekommen sind, kann man sie durch alle Beeren ersetzen, ideal sind Preiselbeeren.

Cranberry-Chocolate-Cookies

Zutaten:
100 g Butter
100 g Zucker
1 TL Vanillezucker
½ TL Salz
1 Ei
180 g Mehl
½ TL Backpulver
100 g dunkle Schokoladenstückchen
100 g Cranberrys, getrocknet

Zubereitung:
Butter, Zucker, Vanillezucker, Salz und Ei schaumig rühren.
Das mit Mehl vermischte Backpulver dazugeben und anschließend die Schokolade und die getrockneten Cranberrys unterrühren. Mit einem Esslöffel gleich große Häufchen auf ein Backblech geben. Die Cookies bei 170 °C ca. 10–15 min backen, bis sie ganz leicht goldbraun sind.

Muttis Berner Beerenpudding

Zutaten:

100 g Himbeeren
100 g Brombeeren
2 EL Zucker
1 EL Vanillezucker
40 g Maisstärke
300 ml Milch
Minzblätter, frisch

Zubereitung:

Die Beeren pürieren und das Beerenmus anschließend durch ein Sieb passieren. Die Mischung mit Zucker und Vanillezucker in einem Topf kurz aufkochen lassen. Die in etwas Wasser aufgelöste Stärke in Milch geben, unter die Masse mischen und kurz aufkochen lassen.

Den Beerenpudding in kalt ausgespülte Puddingförmchen füllen, kalt stellen und mit Minzblättern garnieren.

Holunderbeercreme

Zutaten:
400 g Holunderbeeren oder Heidelbeeren
1 Apfel
2 Orangen
Muskat
Zimt
1 Vanilleschote
Zucker
500 g Kokosjoghurt

Zubereitung:
Holunderbeeren und Apfelstückchen mit dem Orangensaft mischen, mit Muskat, Zimt, dem Vanillemark und nach Bedarf mit Zucker mischen. 1 h ziehen lassen. Alles in einem Topf aufkochen und 10 min bei kleiner Hitze köcheln lassen. Abkühlen lassen, Joghurt dazugeben und gekühlt servieren.

Blaubeerbrot – Schlemmen in nordischer Tradition

Zutaten:
100 g Blaubeeren, getrocknet
450 g Mehl
2 TL Salz
1 TL Zimt
2½ TL Backpulver
3 EL Olivenöl
300 ml Buttermilch
1½ EL Honig

Zubereitung:
Getrocknete Beeren grob hacken. Mehl, Salz, Zimt und Backpulver in eine Schüssel sieben. Olivenöl, Buttermilch und Honig hinzufügen und zügig mit einem Kochlöffel zu einem glatten Teig verrühren. Den Teig in eine gefettete und mit Mehl ausgestaubte Kastenform füllen und im Ofen auf der unteren Schiene etwa 35 min bei 200 °C goldbraun backen. Abkühlen lassen.

Schweizer Beerenwähe – Muttis Lieblingskuchen

Zutaten:

Für den Hefeteig

20 g Hefe, frisch
100 ml Milch, lauwarm
250 g Mehl
Salz
30 g Zucker
2 Eigelb
50 g weiche Butter
Butter für die Form

Für den Obstbelag

400 g Beeren
100 g Schlagsahne, mind. 30 % Fettgehalt
100 g Quark
2 Eier
2 Eigelb
40 g Zucker
2 EL Zitronensaft
Mark aus 1 Vanilleschote
1 EL Mandeln, gehobelt
Puderzucker zum Bestäuben
1 EL Preiselbeeren, aus dem Glas

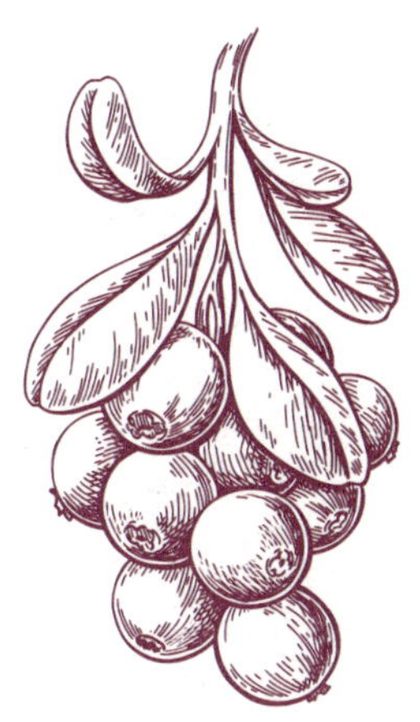

Zubereitung:
Die Hefe in der Milch auflösen. Mehl mit Salz, Zucker und Eigelb in eine Schüssel geben und die Hefemilch unterrühren. Butter dazugeben und alles mit den Knethaken des elektrischen Handrührgeräts zu einem Teig verkneten. Zugedeckt an einem warmen Ort ca. 45 min aufgehen lassen. Den Backofen auf 180 °C Ober- und Unterhitze vorheizen. Eine Wähen- oder Pizzaform mit Butter einfetten. Den Teig auf einer leicht bemehlten Arbeitsfläche auf die Größe der Backform ausrollen und den Boden und Rand der Form damit auskleiden. Die Beeren, Sahne und Quark mit Eiern, Zucker, Zitronensaft und Vanillemark verquirlen. Gleichmäßig auf den Hefeteig streichen, mit Mandeln bestreuen und die Wähe im vorgeheizten Backofen 35–45 min backen. Anschließend mit den abgetropften Preiselbeeren bestreuen und die Wähe lauwarm servieren.

Käsekuchen-Muffins mit Himbeeren

Zutaten:
250 g Hüttenkäse
250 g Mandelquark
200 g Dinkelmehl
Zimt
2 Eier
50 ml Kokosmilch
Rum
150 g Himbeeren
1 EL Zartbitterschokolade, gerieben

Zubereitung:
Hüttenkäse, Mandelquark, Mehl und eine Prise Zimt vermengen. Eier mit Kokosmilch und einem Schuss Rum verquirlen und unterrühren. Nun Himbeeren und geriebene Schokolade unterrühren und das Ganze in Muffin-Formen füllen.
30 min bei ca. 160 °C im Ofen backen, abkühlen und naschen.

Georges englischer Teekuchen mit Cranberrys

Zutaten:
100 g kandierter Ingwer
125 g getrocknete Cranberrys
3 EL Rum
1 EL Mehl
250 g Butter
250 g Zucker
1 Päckchen Vanillezucker
100 g gehackte Mandeln
Salz
4 Eier
300 g Mehl
1 TL Backpulver

Zubereitung:
Den Ingwer in kleine Würfel schneiden. Cranberrys grob hacken. Beides mit dem Rum beträufeln und ziehen lassen.
Eine Kastenform (24 cm) mit einem Pinsel oder Pergamentpapier mit streichfähiger Butter einstreichen. Die Form mit 1 EL Mehl ausstauben und überschüssiges Mehl herausschütten. Den Backofen auf 180 °C (Umluft 160 °C) vorheizen. Die weiche Butter, Zucker, Vanillezucker, Mandeln und Salz nach und nach zusammenrühren. Die Eier einzeln zugeben und ebenfalls unterrühren. Danach Mehl mit Backpulver mischen, zur Masse geben und kräftig rühren. Ingwer und Cranberrys mit 1 EL Mehl mischen, unter den Teig heben. Teig in die Form einfüllen. Im Ofen 50–60 min backen.
Achtung: Den Kuchen vor dem Anschneiden abkühlen lassen.

Veganer Beeren-Rhabarber-Kuchen

Zutaten:
4 Stangen Rhabarber
1 EL Zimt
1 EL Zucker
200 g Dinkelmehl
100 g gemahlene Haselnüsse
3 EL Kakaopulver (100 %)
2 TL Backpulver
100 g Kokosblütenzucker
50 ml Sonnenblumenöl
80 g Kokosjoghurt
50 g vegane Zartbitterschokolade
100 g Beeren nach Wahl

Zubereitung:
Rhabarber in längliche Stücke schneiden. Mit Zimtzucker und etwas Wasser mischen und 30 min ziehen lassen.
Mehl, Nüsse, Kakao, Backpulver und Kokosblütenzucker in einer Schüssel mit Öl und 250 ml Wasser mischen und zu einem cremigen Teig verrühren. Den Kokosjoghurt zufügen und kurz unterrühren.
Die Schokolade in kleine Stücke hacken und unter den Teig heben.
Den Teig gleichmäßig in eine Form füllen und glatt streichen. Rhabarber und Beeren auf dem Teig verteilen. Den Kuchen im heißen Ofen 40–45 min bei 180 °C backen.

Weihnachtliche Cranberryguetzli

Zutaten:
200 g Vollkornhaferflocken
Olivenöl
80 g Zucker
1 Päckchen Vanillezucker
2 Eier
80 g Margarine
1 Päckchen Backpulver
200 g Roggenmehl
250 g getrocknete Cranberrys

Zubereitung:
Haferflocken in einer Pfanne mit wenig Olivenöl und Zucker anrösten. Anschließend in einer Schüssel Zucker mit Vanillezucker, Eier, Margarine, Backpulver und Mehl verrühren. Cranberrys und die Haferflocken dazugeben und alles gut verrühren. Den Ofen auf 180 °C vorheizen. Mit zwei Löffeln Klößchen aus dem Teig formen und für ca. 10 min backen.

Beerenquiche

Zutaten:

Für den Teig

250 g Mehl
50 g Zucker
Salz
150 g Butter
1 Ei
2 EL kaltes Wasser

Für den Belag

1 kg gemischte Beeren
100 g Zucker
3 Eier
70 g Butter

Zubereitung:

Teigzutaten mit den Händen gut verkneten, eine Kugel formen und eine halbe Stunde kühl stellen. Zwei Drittel der Beeren pürieren und durch ein Sieb streichen. Das Mus mit Zucker, Eiern und Butter mischen und ebenfalls kühl stellen. Mürbteig in eine Quicheform geben und 20 min im vorgeheizten Backofen (200 °C) backen. Herausnehmen und abkühlen lassen. Beerencreme auf den Teig geben, die restlichen Beeren darauf verteilen und servieren.

Peppiger Beerenstreuselkuchen

Zutaten:

Für den Teig
200 g Mehl
120 g weiche Butter
10 g Backpulver
100 g brauner Zucker
2 Eier
100 ml Milch

Für die Füllung
400–500 g tiefgefrorener Beerenmix
1 Päckchen Vanillezucker

Für die Streusel
150 g Mehl
120 g kalte Butter
35 g weißer Zucker
35 g brauner Zucker

Zubereitung:
Zutaten für den Teig zu einer cremigen Masse verrühren. Den Teig in eine runde Form geben und die Beeren darüber verteilen, mit Vanillezucker bestreuen. Zutaten für die Streusel in eine Schüssel geben, mit der Hand zu Streuseln verkneten und über die Beeren verteilen. Die Form in den vorgeheizten Backofen geben und den Kuchen 60 min bei 200 °C backen.
Tipp: In Skandinavien liebt man den Kuchen warm und serviert dazu Eis.

Finnischer Heidelbeerkuchen mit Kermaviili

Zutaten:
150 g Butter
100 g Zucker
1 Ei
150 g Roggenmehl
150 g Dinkelmehl
1 TL Backpulver
200 g Quark
50 g Kokosblütenzucker
1 Ei
1 TL Vanillezucker
500 g Heidelbeeren

Zubereitung:
Butter, Zucker, Ei, Roggen- und Dinkelmehl sowie Backpulver zu einem Teig verrühren und in eine flache Tarteform geben.
In einer Schüssel Quark, Kokosblütenzucker, Ei, Vanillezucker und Heidelbeeren vermischen und auf den Teig geben. Den Kuchen im vorgeheizten Backofen bei 200 °C ca. 30–40 min backen.

Moltebeeren-Beerenmix-Konfitüre

Zutaten:
½ kg Moltebeeren
½ kg Beerenmix
500 g Zucker
Himbeer-Likör

Zubereitung:
Moltebeeren und Beerenmix mit Zucker vermengen und die Masse bei nicht allzu großer Hitze zum Kochen bringen. 10–15 min köcheln lassen, Himbeer-Likör zugeben, warten, bis sich die Konfitüre etwas abgekühlt hat. Moltebeeren-Beerenmix-Konfitüre in vorbereitete Einmachgläser umfüllen, den Deckel zuschrauben und die Gläser sofort umdrehen. Die Gläser auf dem Kopf 15 min stehen lassen, dann wieder umdrehen.

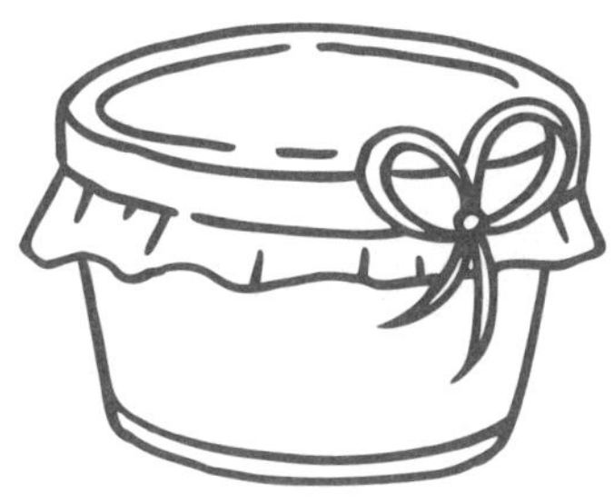

Hagebuttenmus

Zutaten:
1 kg Hagebutten, entkernt
500 g Gelierzucker
250 ml Apfelsaft
40 ml Himbeeressig
1 Prise Salz

Zubereitung:
Die Hagebutten klein häckseln, in 1 l Wasser geben und weich köcheln. Durch ein Sieb streichen. Das Mus zusammen mit dem Gelierzucker aufkochen. Erst wenn die Masse kocht, die restlichen Zutaten hinzufügen und kurz weiter kochen. Zum Schluss das fertige Mus kochend heiß und knapp randvoll in saubere Gläser einfüllen und verschließen.
Tipp: Passt ideal zu deftigen und süßen Speisen!

Konfitüre aus Stachel- und Johnannisbeeren

Zutaten:
500 g Stachelbeeren
500 g Johannisbeeren
500 g Gelierzucker (2:1)

Zubereitung:
Die Stachelbeeren und Johannisbeeren pürieren und in einem großen Topf zusammen mit dem Gelierzucker aufkochen. 3–4 min sprudelnd kochen lassen. Einen Teelöffel der Masse auf einen kalten Teller geben, abkühlen lassen und die Konsistenz prüfen. Wenn die Konfitüre nicht fest wird, noch etwas weiter kochen. Abkühlen lassen und die Masse in vorbereitete Gläser umfüllen. Die gefüllten Gläser für 5–10 min auf den Kopf stellen, dann umdrehen und kühl lagern.

GETRÄNKE

Lapin Lemmenjuomm – finnischer Drink für Verliebte

Zutaten:
400 g Zucker
400 g Heidelbeeren

Zubereitung:
Zucker und Beeren mit 2 l Wasser in ein verschließbares Gefäß geben und ca. 3 Wochen an einem sonnigen Ort stehen lassen. Dann die Heidelbeeren abseihen und das Getränk in Flaschen füllen. Kühl lagern.

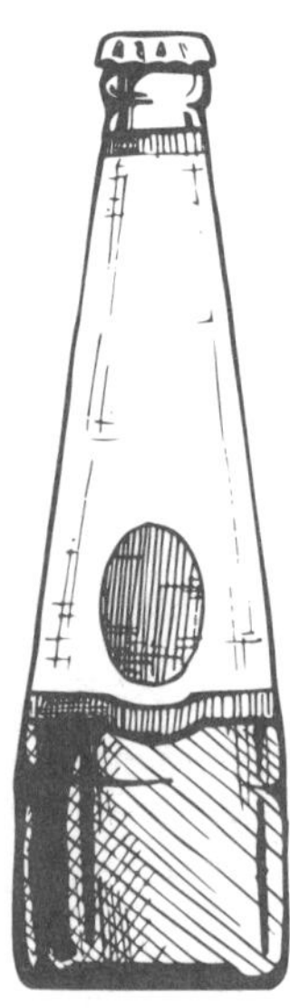

Lapplandzauberdrink

Zutaten:
1 Flasche Wodka
Zitronensaft
10 cl Moltebeeren-Likör
Mineralwasser
Moltebeeren
Eiswürfel

Zubereitung:
Wodka, Zitronensaft und Likör mischen. Mit Mineralwasser aufgießen, Beeren und Eiswürfel kurz vor dem Servieren hinzufügen.

Johannisbeer-Kefir-Superfood-Drink

Zutaten:
1 EL Honig
150 g Johannisbeeren, frisch oder tiefgekühlt
Apfelsaft nach Bedarf
400 ml Kefir

Zubereitung:
Alles zusammen mit einem Pürierstab mixen und in schönen Gläsern servieren, gern mit Minzblatt garnieren.

Holunderbeeren-Likör

Zutaten:
1 Stange Vanille
¾ l Holunderbeersaft
250 g Zucker
1 l Rum

Zubereitung:
Vanillestange aufschneiden, zusammen mit Saft und Zucker in einen Topf geben. Das Ganze aufkochen und anschließend abkühlen lassen. Rum hinzugeben, die Mischung in ein sauberes Gefäß abfüllen und vier Wochen ziehen lassen. Die Vanillestange herausnehmen und den Likör in Flaschen abfüllen.

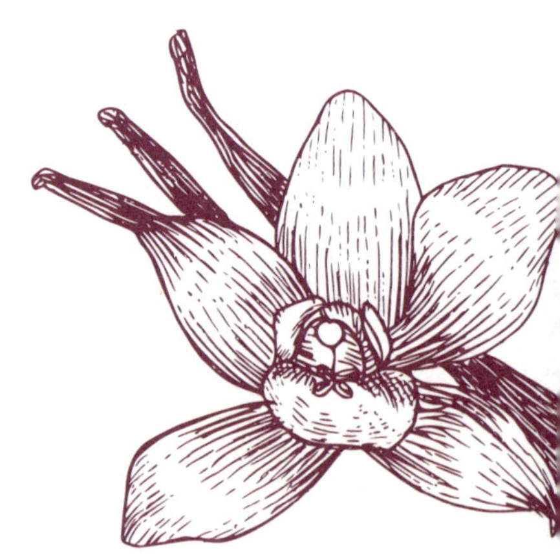

Brombeer-Johannisbeer-Sommerdrink

Zutaten:
200 g Johannisbeeren an den Rispen
200 g Brombeeren
200 ml Agavendicksaft
Saft von 3 Zitronen
150 ml Wodka
1 EL Zucker
250 g grob zerstoßenes Eis
1 Zitrone (bio)

Zubereitung:
Johannisbeeren waschen und von den Rispen streifen, mit Brombeeren, Agavensirup und Zitronensaft pürieren, durch ein feines Sieb streichen. Wodka in das Fruchtpüree rühren. Johannisbeerrispen waschen und in Zucker wenden. Eis in vier Gläser verteilen. Beerendrink darübergießen, mit den gezuckerten Johannisbeerrispen garnieren.

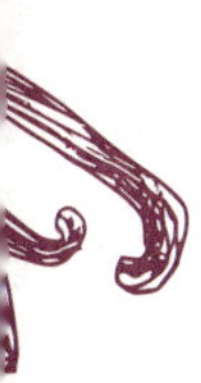

Moltebeeren-Fitmach-Drink

Zutaten:
3 TL Moltebeerenkonfitüre
110 ml Hafer- oder Mandelmilch
1 Tasse schwarzer Kaffee

Zubereitung:
In ein Glas die Konfitüre geben, Milch und kalten Kaffee hinzufügen.
Tipp: Das Getränk auf Eis servieren.

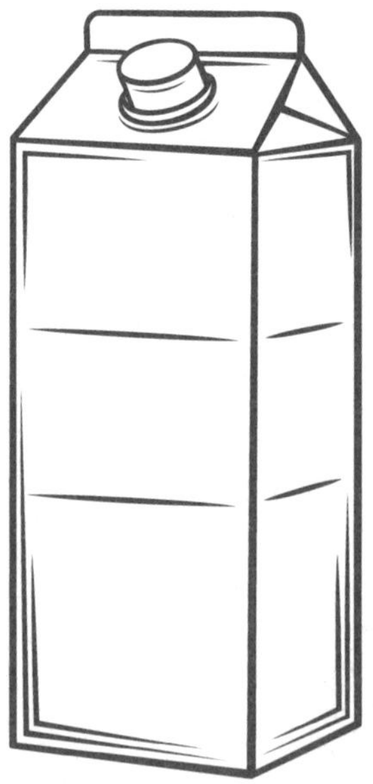

Wintertee mit Moltebeeren

Zutaten:
200 g Moltebeeren (alternativ Himbeeren)
Apfelsaft nach Bedarf
3–4 EL Honig
1 l Grüntee

Zubereitung:
Beeren zu Brei zerstampfen, mit heißem Wasser übergießen, sodass die Beeren bedeckt sind, und die Masse zum Kochen bringen. Anschließend sieben, Apfelsaft zugeben und mit Honig abschmecken. Das Getränk mit bis zu 1 l heißem Grüntee auffüllen und in einer Teekanne servieren.

Moltebeeren-Likör

Zutaten:
500 g Moltebeeren
½ l Grappa
500 g Zucker

Zubereitung:
Beeren in einem Standmixer zerkleinern. Die Masse in ein sauberes Glas füllen und mit dem Grappa übergießen. 10 Tage ziehen lassen. In einem Kochtopf Zucker und 250 ml Wasser aufkochen und 5 min köcheln lassen. Den Zuckersirup in das Glas mit den Moltebeeren geben und verrühren. An einem kühlen Ort 15 Tage ziehen lassen, allerdings zwischendurch immer wirder aufschütteln. Anschließend zunächst durch ein Sieb und dann durch einen Papierfilter geben. In saubere Fläschchen füllen und an einem kühlen Ort aufbewahren.
Tipp: Für dieses Rezept können Sie nicht nur frische, sondern auch tiefgefrorene Moltebeeren verwenden. Vor der Zubereitung die Beeren bitte auftauen. Gute Alternativen sind Himbeeren und Brombeeren!

Beerenbowle

Zutaten:
2 l Bitter Lemon
½ l Mineralwasser
½ l trockener Weißwein
1 Flasche Bier
1 kg Tiefkühlbeeren, gemischt
Minzblätter

Zubereitung:
Die Getränke in eine große Schüssel oder besser in einen Bowlentopf schütten. Die tiefgekühlten Beeren nach und nach dazugeben. Nach ca. 15–30 min sind die Beeren getaut und die Bowle kann, gern mit Minzblättern, serviert werden.

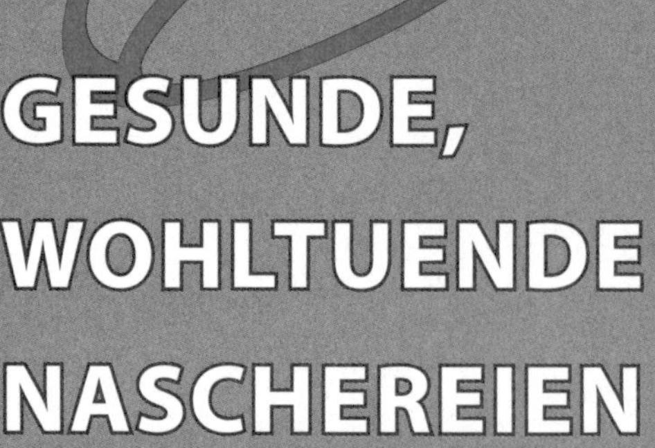

6 GESUNDE, WOHLTUENDE NASCHEREIEN

Selber anbauen
macht richtig Spaß!

Morgens in die Sonne blinzeln, sich auf den Tag freuen und zum Frühstück eine Handvoll frisch gepflückte Beeren genießen? Ich liebe das und es geht sogar in meiner Region. Gut, die Sommerzeit in Lappland ist kurz, dafür aber besonders intensiv. Wir haben ja Endlos-Nächte.

Auf die Idee, meine geliebten Beeren rund um mein Tiny House in Kübeln anzupflanzen, bin ich schon vor Jahren gekommen. Damals war ich bei einer Freundin in der Schweiz zu Besuch und als sie mich auf ihren recht kleinen Balkon einlud, war ich baff. Sie hatte sich dort ein richtiges kleines Beerenparadies geschaffen. Saftig prall glänzten dort verschiedene leckere Beeren in der Sonne und es war für mich ein unvergesslicher Moment, als sie uns flink eine Mischung pflückte, kurz wusch und auf einer gerade servierten Quarkmischung verteilte. Der Snack schmeckte großartig. Es ist eben etwas anderes, ob man Lebensmittel aus dem Supermarktregal nimmt oder selbst Angebautes erntet.

Damals scheute ich mich noch vor dem Aufwand und beließ es beim Träumen. Zumal ich in einem Beerenland lebe und im Sommer jederzeit mit einem Körbchen in der Hand loswandern und auf die reich beschenkte Natur zurückgreifen kann.

Aber einfach schnell aus der Tür gehen und Erdbeeren für mein morgendliches Müsli pflücken, das fand ich schon ganz reizvoll.

Den Ausschlag für mein Kübel-Engagement gab aber dann letztlich meine erste große Tour durch die Staaten auf dem Pacific Crest Trail, dem PCT, einem 4200 Kilometer langen Fernwanderweg von Mexico bis Kanada, parallel zum Pazifik. Übrigens ein wunderbares Erlebnis!

Als ich nach wochenlanger Tour in einen kleinen Ort musste, um neue Vorräte zu kaufen und – ganz wichtig – meine durchgelaufenen Schuhe zu erneuern, kam ich ziemlich ausgehungert nach frischen Leckereien an ein paar üppigen Himbeerpflanzen vorbei, die an einem Hauseingang rankten. Das Gefühl, das mich damals durchströmte, werde ich nie vergessen. Ich hatte mich wochenlang von Fertig-Kartoffelbrei, Nüssen und Schokolade ernährt und glaubte, schon vergessen zu haben, wie frisches Obst und Gemüse schmeckte, und dann stand ich an einem Gartenzaun und die Beeren blinkten für mich wie Signallampen in der Sonne. Heißhunger überkam mich, den man mir ganz offensichtlich ansehen konnte, denn die Besitzerin des Hauses, eine zarte, schmale Frau, winkte mir fröhlich durch das Küchenfenster zu und signalisierte mir, dass sie herauskommen würde. Sie öffnete die Tür und begrüßte mich so überschwänglich freundlich, dass ich ganz gerührt war. Klar, sie lebt am Trail und Thruhiker sind ihr garantiert bekannt, vermutlich auch die mit diesem Heißhungerblick. Sie hat mich kurzerhand eingeladen, mich an den Beeren zu laben, und ich habe mir das nicht zweimal sagen lassen, sondern beherzt zugegriffen. Wow, war das ein Geschmackserlebnis! Ich war hin und weg, habe die Augen geschlossen und nur geschmeckt! Später haben wir noch zusammen auf den Eingangsstufen in der Sonne gesessen und über meine Trailerfahrungen geplaudert.

Ganz ehrlich, den Geschmack dieser Himbeeren, die ich mir da genüsslich auf der Zunge zergehen ließ, werde ich mein ganzes Leben lang nicht mehr vergessen. Sie schmeckten superköstlich, aber es lag bestimmt nicht an der Sorte, sondern an dieser besonderen Situation.

Später hat mir Cathy, ich erinnere mich gut an ihren Namen, noch einen frischen Kaffee gekocht und ich war rundum so happy, dass ich mich nach dieser Feinschmecker-Pause beschwingt und zufrieden zum Einkaufen aufmachte. Auf dem Weg zum kleinen Shopping-Center habe ich mich dann endlich entschieden: Ich baue meine eigenen Beeren an, der Aufwand lohnt sich. Damals sah ich mich vor meinem Tiny House sitzen, mit Blick auf das Wasser und die vielen Seevögel, in der einen Hand einen frisch gebrühten Kaffee und in der anderen ein Schälchen frischer Beeren.

Mittlerweile ist mein Traum Realität. Rund um mein Tiny House gedeiht im Sommer eine bunte Beerenauswahl, unter anderem Brombeeren, Erdbeeren und meine geliebten Stachelbeeren. Im kommenden Jahr will ich mir auch eigene Gojibeeren zulegen. Ich liebe es, sie trocken zu knabbern, und kann mir dann sicher sein, dass sie frei von Pestiziden sind.

Es geht mir bei meinem selbst angebauten Beerenparadies aber nicht nur um den Geschmack, sondern auch um mein Wohlbefinden. Denn dank meiner bunten Kullerfrüchte habe ich eine Hausapotheke schnell griffbereit und das ist ein schönes Gefühl. Wenn es irgendwo drückt und zwickt, muss ich in der milden Jahreszeit nur vor die Tür gehen und zugreifen. Das klingt verlockend, nicht wahr? Machen Sie mit!

BEEREN GRIFFBEREIT – SO GEHT'S!

Wer einen sonnigen Platz auf dem Balkon oder der Terrasse hat, kann im Frühjahr loslegen und bis in den Herbst hinein ernten. Eigentlich ist der Anbau auch kinderleicht. Man sollte nur ein paar Regeln berücksichtigen.
Hier meine zwölf Tipps, damit alles gelingt:

1. **Wählen Sie einen ausreichend großen Topf!**
   Eigentlich gilt, je größer, desto besser. Faustregel: Der Kübel sollte etwa doppelt so tief und breit sein wie der jeweilige Wurzelballen.
2. **Achten Sie auf reichlich Sonnenlicht!**
   Beeren lieben das. Damit die Ernte üppig wird, brauchen die Kübel den berühmten Platz an der Sonne. Ich achte sehr darauf, wie die Sonne steht, und scheue auch nicht davor zurück, meine Kübel etwas zu verrücken.

Mein Zusatz-Tipp:
Heidelbeeren sind nicht ganz so sonnenhungrig. Sie kommen auch im Halbschatten zurecht. Allerdings gedeihen sie besonders gut, wenn man der Erde etwas Sand zusetzt und sie damit auflockert.

3. **Morgens gießen!**
   Pflanzen, die abends reichlich Wasser bekommen, können schimmeln. Ich habe es leider einige Mal erlebt. Deshalb greife ich nur morgens zur Gießkanne und wässere den Wurzelballen. Die Blätter bleiben trocken. Und die behalte ich sowieso im Auge. Sobald sie nicht mehr richtig saftig wirken, ist die Pflanze zu trocken und braucht unbedingt frisches Gießwasser.
4. **Passende Erde verwenden!**
   Beeren streicheln die Seele und schenken viel Freude. Deshalb sollte man nicht an der Erde sparen. Es gibt spezielle Beerenerde, die den

Pflanzen guttut und Ihnen eine besonders üppige Ernte beschert. Gönnen Sie sich das!

Mein Zusatz-Tipp:
Wer keine spezielle Beerenerde bekommt,
kann auch Kräutererde nutzen.
Hat bei mir bestens geklappt.

5. **Scherben bringen Pflanzenglück!**
Es ist sehr wichtig, einen Abfluss im Kübelboden zu haben. Denn Beerenpflanzen vertragen keine Staunässe.
Legen Sie Steine oder die Scherben alter Tontöpfe auf den Boden der Kübel, bevor Sie die Erde hineingeben. Das schützt die Pflanze vor »nassen Füßen«, lässt aber auch nicht zu viel Wasser abgehen.
6. **Kunterbunt schlemmen!**
Beeren kann man gut in einem Kübel kombinieren, zum Beispiel Erdbeeren, Himbeeren und Brombeeren. Das sieht nicht nur schön aus, sondern sorgt für Vielfalt auf dem Teller. Köstlich!

Mein persönlicher Tipp:
Heidelbeeren sind nicht so gesellig und eher für
das Singledasein zu haben. Geben Sie ihnen einen eigenen Topf!

7. **Platz lassen!**
Beerenpflanzen breiten sich gern aus. Wer es sich erlauben kann, sollte sie deshalb nicht einengen. Gut, nicht jeder hat, so wie ich, die Wildnis vor der Tür. Aber behalten Sie es im Auge bei der Planung.
8. **Auf die Farbe achten!**
Beeren sind relativ anspruchslos, es reicht ein Langzeitdünger, den man beim Einpflanzen gleich mit in das Pflanzloch gibt. Das reicht

in der Regel für die ganze Saison. Aber behalten Sie die Pflanze im Auge. Wenn die Blätter heller werden, brauchen sie Nährstoffe. Da sie mehrjährig sind, lohnt sich die liebevolle Pflege mit einem Biodünger.

9. **Greifen Sie zu immertragenden Sorten!**
   Viele eignen sich auch als Hänge- oder Kletterpflanzen. Ganz einfach hochgebunden an einen Haus- beziehungsweise Wohnungseingang wachsen auch an den Spitzen noch reichlich Blüten, aus denen leckere Beeren werden. An den Hauswänden haben es die Pflanzen besonders warm und revanchieren sich mit besonders süßen Früchten. Aber Achtung: Seien Sie vorsichtig, dass die Triebe nicht abknicken.
   Erdbeeren und Brombeeren eignen sich übrigens perfekt als Kletterpflanzen. Spendieren Sie ihnen ein Rankgitter, das sie »erklettern« können. Auch ein Balkongeländer ist ein schönes Zuhause. Allerdings sollten Sie der Pflanze anfangs den Weg zeigen und die ersten Triebe am Balkon befestigen.
10. **Leckeres auf Augenhöhe!**
   Besonders bei Stachelbeeren sind Fuß- oder Hochstämmchen in Kübeln ideal. Die Pflanze sieht erst einmal gut aus und die Früchte sind leicht zu ernten. Es ist doch herrlich, wenn einen beim Kaffee auf der Terrasse die prallen Früchtchen anlachen.
11. **Doppeltes Glück!**
   Bei einigen Beeren gibt es zweimaltragende Sorten. Na, das wäre doch etwas, nicht wahr? So haben Sie im Frühjahr und nochmals im Herbst leckere Früchte. Da macht das häusliche Beerenwunder gleich doppelt Spaß.
12. **Wenn der Winter naht:**
   Schneiden Sie die Beeren bodennah zurück. Und keine Sorge, sie treiben im Frühjahr wieder üppig aus.

BEEREN IM KÜBEL ÜBERWINTERN – SO GEHT'S

Ich stelle die Kübel in einen Schuppen und schütze sie mit Holzwolle und reichlich Laub vor der Kälte. In milderen Klimazonen können sie auch draußen stehen bleiben. Sie sind grundsätzlich robust.

Mein Tipp:
Kübel in einen Wäschekorb stellen und rundherum mit Laub auffüllen. Die Erde oben zusätzlich mit Moos bedecken. So geschützt sind die Beeren im Sommer schnell wieder für Sie da!

Wichtig:
Ich nehme nach der Ernte grundsätzlich einzelne, entweder alte oder schwache, Triebe heraus, damit junge Triebe wieder ausreichend Licht bekommen. Faustregel: Acht bis zehn Äste sollten immer bleiben!

DIE IDEALEN BEEREN FÜR ANBAU-EINSTEIGER

DANKBARE JOHANNISBEEREN

Wer unsicher ist und sich Gedanken um den nicht erprobten »grünen Daumen« macht, sollte mit Johannisbeeren, egal ob rot, weiß oder schwarz, beginnen. Es gibt sie als hübsche Hochstämmchen und man kann kaum etwas falsch machen. Sie wachsen auch gut in normaler Erde. Ich würde zu frühen und späten Sorten greifen, dann hat man eine lange Ernte.

Übrigens:
Nahezu alle Beeren sollten im Herbst gepflanzt werden und können dann im darauffolgenden Frühjahr geerntet werden. Haben Sie Appetit bekommen? Dann tragen Sie sich Ihr Vorhaben für den Herbst im Terminkalender ein.

HELLO, DIE EXOTEN KOMMEN!

Auch die asiatischen Gojibeeren gedeihen gut auf dem Balkon beziehungsweise der Terrasse. Allerdings sollte man zu den kompakten Pflanzen greifen. Die Pflanze ist dank ihrer violetten Trichterblüten ein absoluter Hingucker. Aber auch hier gilt: An schattigen Plätzen wachsen viele Blätter, an sonnigen reichlich Beeren. Sie haben die Wahl! Besonders wichtig ist bei den Gojibeeren ausreichend Abstand zwischen den Pflanzen, weil sie sehr in die Breite wachsen.

Die Gojibeere mag am liebsten etwas sandige, durchlässige Erde und sollte alle zwei, drei Jahre in frische Erde umgetopft werden. Das Gehölz braucht ausreichend Feuchtigkeit.

Wichtig: Die Gojibeere ist anfällig für Mehltau, ausgelöst durch stehendes Wasser auf den Blättern. Achten Sie darauf, die Blätter nach einem Regenguss etwas abzuklopfen. Das erspart Ihnen spätere Mühen!

Die amerikanische Cranberry ist ebenfalls ein Supertipp für Ihren Start in den Beerenanbau. Sie behält auch im Winter ihre Blätter und ist deshalb das ganze Jahr über ein Hingucker.

Wichtig: Die Cranberry mag besonders die leicht zu bekommende Rhododendronerde!

DANKE!

Liebe Leserinnen und Leser, es ist schön, dass ich meine Begeisterung für die Beeren mit Ihnen teilen konnte. Sie haben ein bisschen über mich erfahren und einen kleinen Einblick in die Welt der Beeren bekommen.

Dass es dieses Buch gibt, verdanke ich in erster Linie meinen Eltern, die mich von Kindesbeinen an für die Natur begeistert haben. Sie haben mir gezeigt, wie wertvoll die Natur ist und wie rücksichtsvoll wir uns zu verhalten haben. Ein Thema, das heute aktueller denn je ist. Ich lebe in einer noch weitgehend intakten Umwelt. Viele von Ihnen können das nicht mehr behaupten. Deshalb sollen meine Schwärmereien auch zum Nachdenken anregen. Mich hat dieses Thema auch erreicht und ich werde deshalb künftig keine Flugreisen mehr machen. Ich habe genug gesehen und das Leben hier birgt noch so viel Neues. Wenn mich das Fernweh doch wieder packt, werde ich versuchen, auf dem Landweg meine Ziele zu erreichen und mit dem Zug fahren oder radeln und laufen. Wie wunderbar das funktioniert, können Sie auf meinem Youtube-Kanal beobachten.

Ich danke Andrea, dass sie mich und mein Leben so liebevoll begleitet hat und ein schönes Buch entstanden ist.

Wenn Sie gern noch mehr über mich erfahren möchten, empfehle ich Ihnen mein Buch *Natur. Einsamkeit. Glück. Mein Leben in der Wildnis Lapplands.* Offen, ehrlich und schonungslos nehme ich Sie darin mit auf den Weg in mein neues, glückliches Leben nördlich des Polarkreises. Oder kommen Sie doch mal zu uns. Vielleicht auf eine Hundeschlittentour. Es lohnt sich. Und wer weiß, vielleicht bleiben Sie hier und wir werden Nachbarn, gut, etwas entfernte, aber für einen leckeren Moltebeerenschnaps ist es ja nie zu weit.

Barbara

Antje Maly-Samiralow

Die Apfel-Apotheke

Hausmittel zum Selbermachen

Wenn wir nur ein Obst wählen dürften, sollten wir den Apfel wählen. Und dann sollten wir schauen, dass wir die »richtigen« Äpfel nehmen. Die alten Apfelsorten sind noch viel gesünder als die gängigen. Warum der Apfel so ergiebig in puncto Gesundheit ist, erklärt die Gesundheitsexpertin Antje Maly-Samiralow in diesem umfassenden Handbuch über das Superfood Apfel. Zudem gibt sie praktische Tipps, wie wir zum Beispiel mit Äpfeln das Immunsystem stärken oder unsere Darmflora wieder aufbauen können. Von Halswickeln über Apfelessig bis zum Habermus finden wir jeweils die richtigen Anwendungen und köstliche Rezepte, um von der Heilkraft des Apfels zu profitieren.

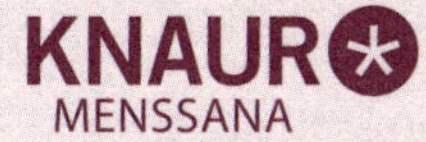

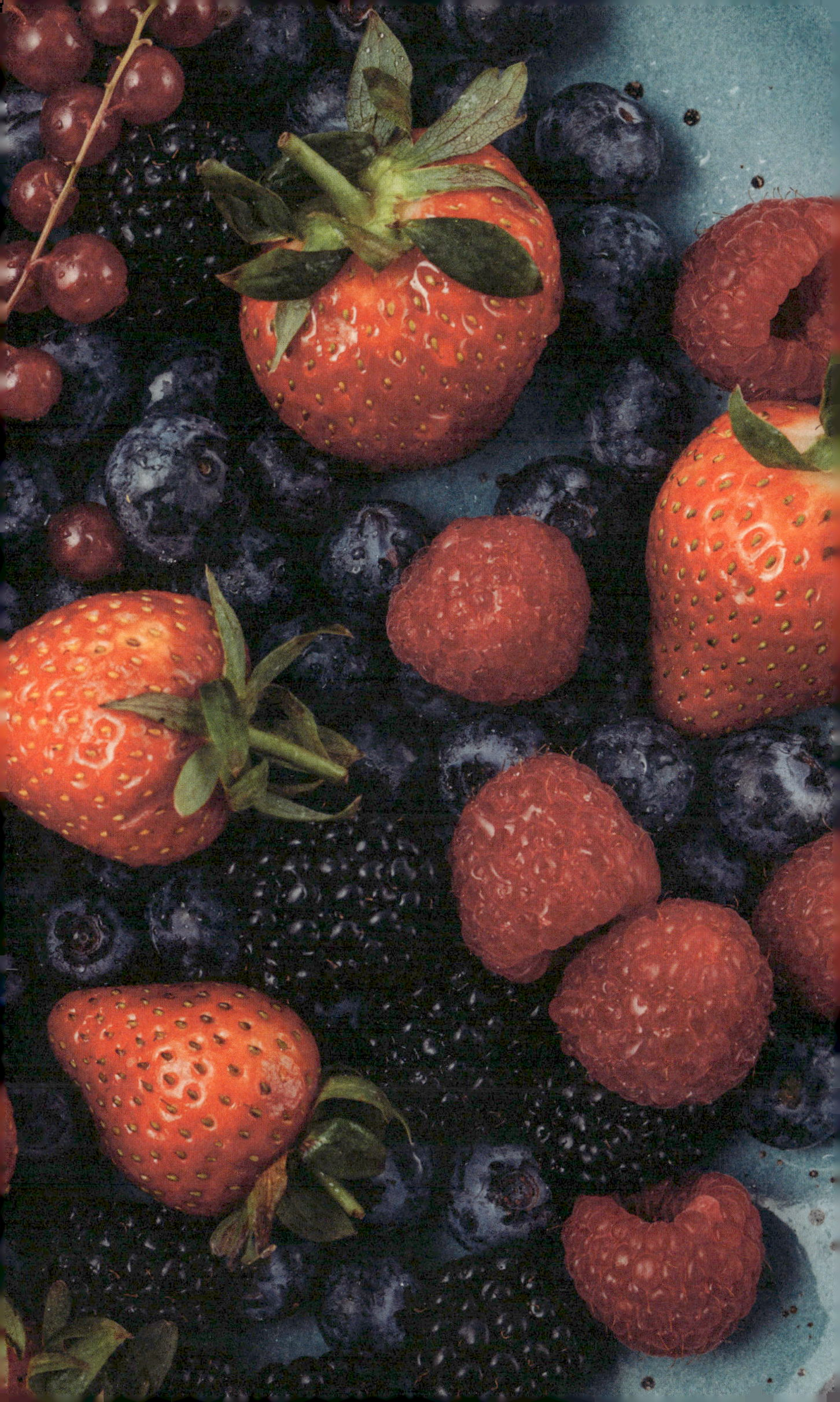

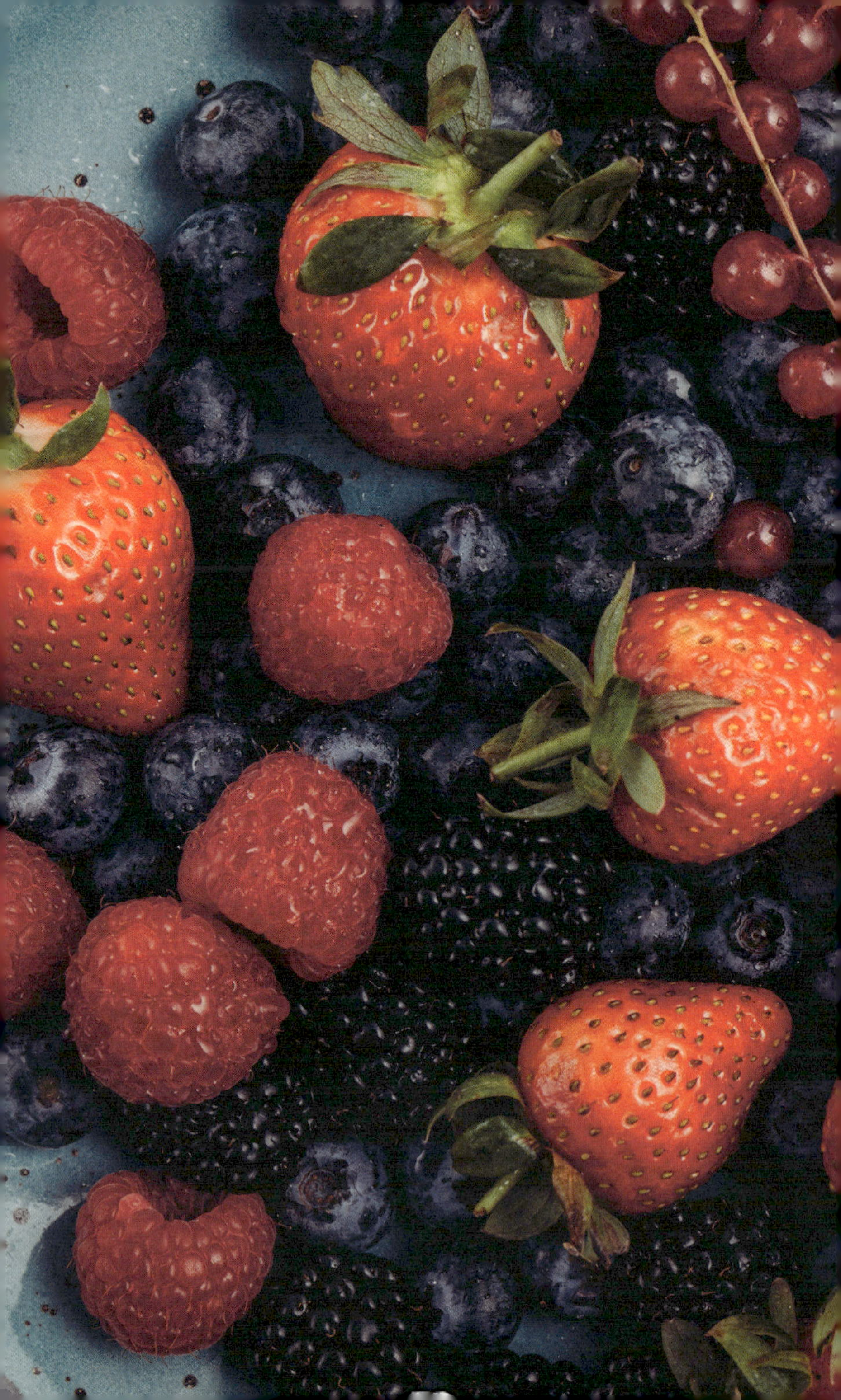